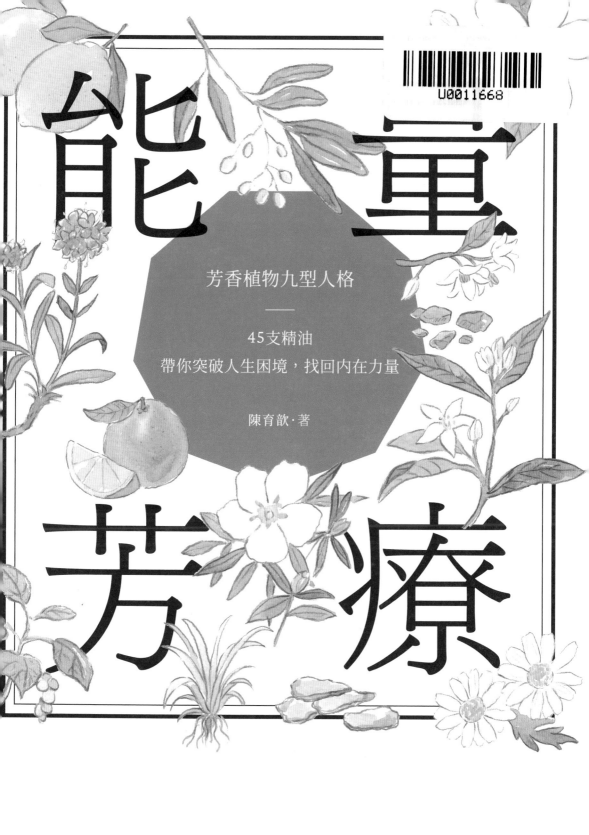

能量芳療

芳香植物九型人格

———

45支精油

帶你突破人生困境，找回內在力量

陳育歆・著

CONTENTS

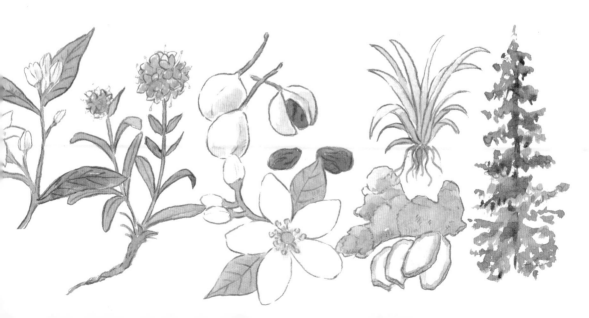

PART.2 通往香氣與遇見自我之路

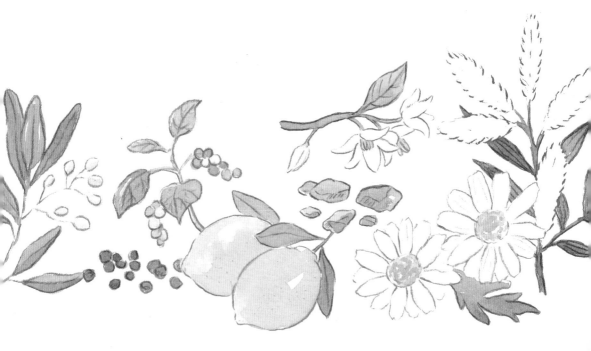

自療，從認識自我開始

我不能教會別人任何事，我只能讓他們思考
I cannot teach anybody anything. I can only make them think.
—— 蘇格拉底

本書並不是要直接告訴你「你是什麼樣的人」，而是透過精油與人的能量呼應下，幫助你思考、認識不同面向的自己，或許在認識自己的過程中，你會更喜歡自己，也許你需要去面對塵封在內心已久的傷痛或不堪。獨自承受那種疼痛與悲傷，可能會讓你不敢碰觸，但如果今天有精油的陪伴與撫慰，你是否願意試試看，讓自己的心有機會癒合呢？

過去，在護理臨床工作時，我發現許多正承受病痛之苦的人，內心也需要許多的照顧與支持。可惜的是，在我們的專業養成教育上，並沒有教導我們怎麼照顧病患的心理。我可以透過護理專業幫助病患舒緩身體上的不適，但面對受到心理、情緒之苦的病患，我常感受到自己滿滿的無力感，所以，我開始學習心理相關的課題。

學習的過程中，我開始面對自己的內心，有討厭、有衝突、有開心、有

幸福⋯⋯。漸漸地，不開心的、討厭的比重愈來愈少，不過，它們並不會消失，都在我的內心和諧相處。

離開了護理工作，在芳療教育的課堂上，我也常常會遇到許多人正遭遇內心的困擾，有壓力大而不自知的，知道自己內心有傷但選擇不面對的，或是在困境中不斷與傷痛拉扯。我透過精油和過去學習的專業，以及自身經驗的分享，看到了許多人也開啟了自我療癒與平衡的道路，看著他們從一開始上課時疲憊辛苦的樣子，到後來漸漸變得輕鬆愉快，我知道我做對了一些事，也感受到我存在的意義。

只要是人，不管人生歷練有多少，社經地位多高，即使是心理照護專業人員，也會不斷遇到內心的課題。直到現在，我在生活中同樣會重複面對這些，只是現在的我，從看見內心的問題，進而修復、調整的過程變得輕易許多。

希望透過這本書，能幫助各位在不同角色、不同環境下遭遇到的問題或挑戰時，能夠客觀地覺察自己的狀態與內心，透過精油的支持與撫慰，讓你更有信心的跨越人生不同的關卡。

唯有知道自己的無知，才算是真的「認識了自己」，也才是最高的知識。
The only true wisdom is in knowing you know nothing.
—— 蘇格拉底

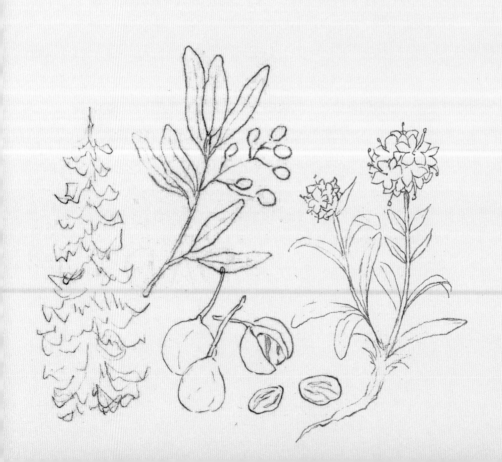

PART.1

了解你是誰

不快樂的現代人

「現代人壓力大」這句話已成為常見的標題,在這樣的大環境中,我們又面臨什麼樣的改變,以致於現代人看起來更不快樂、壓力更大呢?

根據 2021 年中央健保署的最新數據,全臺診斷為憂鬱症的人數達近 64 萬人,十年來人數更成長了 24.4%,可見生活不開心的人愈來愈多。

為什麼現在人會愈來愈不快樂呢?曾經聽過一個說法「九成的工作壓力來自人際關係」。相較於過去,我們生活在人口密度愈來愈高的環境裡,近年來有研究發現,當人口密度高,精神疾病的發病率就會升高。與人相處都需要溝通,不管是家庭或工作都會遇到這樣的課題,當溝通的必要性愈來愈多,壓力也隨之增加。

溝通並不單純指用語言溝通,也包含非語言溝通:像是現在大量使用的通訊軟體的文字與圖片,還有臉部表情、肢體語言或音調等。在路上,看到有人用不友善的眼神看著你,就可能造成情緒上的影響;搭車時,車廂擠滿乘客時,也會讓人感到煩躁有壓力。人口密度一高,非語言溝通所帶來的壓力也會加大。

另外,現代人 3C 用品幾乎不離手,注意力不斷地被大量的資訊或訊息

分散，我自己也時常會不自覺地拿起手機，查看不同的社群網站、通訊軟體等等，上班時也會在行政作業、業務經營、接聽電話、收發電子郵件等不同的工作項目中來回切換。

像這樣經常暴露在資訊爆炸的情況之下，意識會四處分散，除了感到疲憊，也無法關注到內在，導致正向客觀地觀察自我身心的能力變差。久而久之，內在壓力一直無法妥善處理，情緒自然容易變得不穩定。面對大量資訊、不斷改變的新知，在如此競爭發展的時代，也有人會擔心自己若不跟上，就會被遠遠拋下，焦慮與壓力就此油然而生。

在課堂上，我看過許多人因為壓力引起失眠、腸胃症狀、身體疼痛、頭痛、反覆感冒等。但多數人並不知道身體不適的原因，我時常在接收到他們身體不舒服的症狀後，問他們是否處於壓力狀態時，很多人都會跟我說：「應該沒有吧，我沒什麼壓力。」

只要花點時間聊一下，就會發現原來自己壓力很大，只是以前沒有觀察自己的心理狀態。在這樣的環境下生活，沒辦法改變大環境，除了許多紓解壓力的方法外，最根本的還要理解自己的內心，認識自己。為什麼我們會在意某些事，為什麼有些人不會，學著接受自己，學著改變，或許就能活得更自在。

你的香氛喜好連結你的人生

市面上的香氛用品琳瑯滿目，你會發現每個人喜歡的味道都不太一樣，有時候在逛街時，還會聽到人說：「這味道這麼臭誰會用啊！」旁邊就剛好有個人拿著該商品準備要結帳的狀況。

人對氣味喜好的差異是基因與經驗相互作用的結果，嗅覺神經與大腦緊密連接在一起。人的鼻腔上有許多不同的嗅覺接受器，一旦啟動了接受器的嗅覺神經衝動，便會傳遞到大腦的邊緣系統進行分析，整合後我們會得知這是什麼氣味，好不好聞、喜不喜歡，甚至有時還會勾起一些過往的回憶。

我就很喜歡聞燒香的味道，每次聞到這樣的味道都會讓我覺得好放鬆、有安全感。直到有次我聞到時，腦海裡突然跳出小時候在宜蘭生活的影像，我才知道這樣的味道，讓我連結到無憂無慮孩童時期。

氣味的喜好，除了天生嗅覺細胞組成上有所不同，以致在編碼香氣訊息會有不同外，也與每個人後天的經驗有關，才會讓每個人都有獨特的嗅覺感受。 國內外不少文獻指出，嗅覺障礙的發生可能與憂鬱症相關。在嗅覺功能障礙的患者裡有 34.2% 的患者有憂鬱傾向，且創傷病因所導致的嗅覺功能障礙，明顯影響憂鬱及生活品質。另外也發現憂鬱症患者

的嗅覺表現下降，而且，嗅覺功能障礙患者的憂鬱症狀，會隨著嗅覺喪失的嚴重程度而惡化。

在新冠疫情之下，我有幾位朋友也在染疫後出現了短暫的嗅覺喪失，其中一位朋友跟我形容，染疫後雖然身體不太舒服，但是現在什麼都聞不到，吃東西完全感受不到食物的香氣，覺得自己好像有部分的靈魂不見了。由此可知，嗅覺與情緒之間也存在著緊密的關連性。

有趣的是，除了過去的嗅覺基因與生活經驗會影響對香味的喜好外，有時挑選香氛用品時，也與個人想要呈現出來的特質有關，像是個人穿著、打扮與個性。一個比較有女人味、溫柔婉約的人，可能會選擇花朵類的氣味，因為這樣的氣味更符合個性與打扮。若是一個很不喜歡柔弱氣質的女漢子，可能就不太喜歡這樣的氣味。

我喜愛橙花精油的氣味，但對我來說，橙花的氣味是在家裡很放鬆、很自在的氣味。若是上班時，我更喜歡花梨木，或是玫瑰再加上木質的氣味，用理性堅強的一面在職場上，也覺得這樣的氣味比較能展現自我。

我有個好朋友很愛岩蘭草的氣味。一開始，我不太喜歡這樣的氣味，對於當時年輕的我來說，追求自由自在，一點都不想要用這麼沉重的氣味。直到生兒育女後，我愈來愈能接受這樣的氣味，可能是年紀到了，也了解到除了自由外，「穩定」對於家庭來說也是很重要的，過去的自由反而會讓家庭變得不穩定。透過每個人對香氣的喜好與選擇，你會發現背後也可能與自己的心理狀態與需求息息相關的。

認識自我與心理健康的關係

人出生後，除了自己原本保有的個性之外，會因為家庭、環境等等的影響，造就現在的自己。大多數的人在成長的過程中並不會學習如何認識自我，許多人即使成年了，依然對生活感到茫然。面對工作、人際、親情、愛情上所遭遇到的問題，不知道為什麼自己會有這些情緒，或是因為這些問題無法改善，感到不快樂、失去對生命的熱情。

心理學中有許多理論都提到，自我認識與心理健康有相當密切的連結，精神分析學家佛洛伊德的心理動力論中，清楚意識和潛意識的形成和相互關係。

「本我」（完全潛意識，不受主觀意識的控制）代表慾望，受意識抑制；「自我」（大部分有意識）負責處理現實世界的事情；「超我」（部分有意識）是良知或內在的道德判斷；由「本我」、「自我」、「超我」三者構成了人的完整人格，「超我」和「本我」幾乎是對立的狀況，為了協調「本我」和「超我」之間的矛盾，需要由「自我」進行調節。

若個人承受來自「本我」、「超我」和外界壓力過大而產生焦慮時，「自我」就會啟動防禦機制，通常稱為「心理防衛機制」或「自我防衛機制」，如：壓抑、否認、退行、抵消、投射、昇華等等。

心理學家榮格也提出的人格面具概念，人會在社會化和社會適應之下，表現出不同的形象，也就是戴上不同的面具。就像我，最基本的幾個面具有女兒、妻子、媽媽、員工、老師、同事、家長、媳婦等，在不同的角色下，我可能也會展現不同的樣子，因此面具並不只有一個，而人格就是所有面具的總和。

我們在不同的場合使用不同的人格面具，表現出不同的人格特質和人格類型。每個人都有許多人格面具，以適應不同的交往對象。通常適應能力愈強、心理愈健康的人，人格面具愈多，人格愈豐富多彩，但是，這不是心理健康的唯一條件，還有一個條件，就是整合。如果人格面具之間是疏離的，人格就會支離破碎，像一盤散沙。這樣的人，容易一下這樣一下那樣，反覆無常，可能上一秒做了一個重要的決定，過一會兒就反悔，常常出爾反爾、搖擺不定。如果人格面具之間是互相對立的，內心就會產生衝突，這些都是心理不健康的表現。

心理健康的人，不管在「自我」、「本我」、「超我」或「人格面具」之間，都需要和諧融洽、協調友好。所以了解一個人的人格，最好的辦法是了解內心不同的自己。多數人並未深入思考過自己，更何況是不同樣貌下的自己，所以透過精油反映內心的特質，或許可以讓你看到隱藏的自己。當你發現這樣的人格特質可能導致內心的波動時，也可以開始練習調整自己，或是接納假面具，讓它變成真面具，讓自己內心的人格也可以和睦相處。

芳香植物的九型人格解析

植物與人都是地球上的生物，但是大多數的人不太會去思考植物有沒有感覺、有沒有情緒，因為它們不會說話、不會表達、不會活動。但你知道嗎？其實植物和動物一樣是有情緒的。

《植物的祕密生命》（*Secret Life of Plants*）一書的作者彼得・湯京士（Peter Tompkins），本身是美國情報局的測謊專家，退休後進入研究單位，就在進入新辦公室時，他發現裡面有一株龍舌蘭，腦袋裡突然閃過「植物不知道有什麼感覺」，於是就將測謊設備裝置在葉片上。奇妙的是，他發現植物與人一樣有情緒的波動，難道植物跟人一樣有感覺嗎？他開始一連串的測試，與植物講話，逗植物開心，恐嚇植物。測試證實植物與人一樣會有開心、害怕的情緒，書中更提到植物比人有更強的感知。

看完這本書後，我對植物大大改觀，過去很容易把植物種死的我，在轉換想法照顧這些小生命後，現在我也能好好養植物了，而精油就是從這樣有能量、有感知的植物上萃取下來的。

植物雖然不像人一樣用口語表達、穿著打扮、肢體語言等等來表達自己，但是植物的外觀、香氣、狀態，其實也是一種自我展現。植物的各

能量芳療

部位都有不同的功效，比如花朵與植物的繁衍有關，根與吸取養分、固定有關等等，而精油就是由不同的植物、不同的部位萃取出來，蘊含了不同的能量表現。

植物的九型人格透過不同的萃取部位與植物主要功能來做分類，同一種類型的精油可能會有相似的特質，就如同十二星座中，又分成四種象限，火象比較熱情、有活力，風象愛好自由、多變等。植物的九型人格也一樣會有大方向的特質，但依分類中的每種精油，還是會有自己獨特的個性。許多人可能也在學校或公司行號做過九型人格的測驗，在商業環境中，九型人格通常以分類，深入了解每位員工的性格、自我理解和自我發展。

九型人格學的想法和理論有許多不同的論述，在精油的能量特質解釋上，也和九型人格一樣，每位老師對精油個性有不同的論述。對我來說，如果能夠幫助個案透過不同的方式與角度更認識自己，進而發現需求，開啟自我療癒、自我修復的動機，我想這都是正確的。

我不喜歡把精油與算命、占卜畫上等號，我更喜歡解釋為透過精油本身的能量與人的能量接觸後，反映我們自身的狀態。芳療師以對精油的認識，傳遞精油所要反映的狀況，引導個案能更加了解自己。以下也先針對九型人格，提供基本的介紹。

● 花朵類精油──自信型

花朵透過美麗的外表與香氣來達到繁衍的功能。花朵類的特質為自信型，這類型的人很清楚知道怎麼展現自我、充滿自信，透過自我實現達到自己的目標，大多也有追求完美的個性，喜歡把自己打理得很好，講究生活的質感。他們滿樂意出現在人際社交的場合，因為在這樣的地方能有被注目的感覺，也很會利用自己美的優勢與社交手腕來達成目的。

● 果實類精油──和諧型

果實類的共同特質是陽光般溫暖的能量。這類人開朗好相處，喜歡把快樂帶給別人，常常臉上掛著笑容，是團體中的開心果，不太喜歡過於複雜的環境與人際，也害怕遇到衝突，有他們在就會有愉快的氣氛。他們有著單純的赤子之心，跟他們相處不太需要心機，也很真誠、直率，通常有什麼話就講，但也可能因太直率造成誤解。

● 藥草類精油──助人型

藥草植物自古以來一直是人們用以療癒身心的植株。藥草類特質的人，天生就是喜歡幫助別人，富有同理心或同情心，只要看到有人需要、弱小、病痛，他們就會忍不住伸出援手，所以他們大多都很熱心，甚至有點雞婆的個性。因為他們總是先注意到其他人，有時會放忘了把焦點放回自己身上，很容易會變成「燃燒自己，照亮別人」，讓自己的能量消耗殆盡。我常會形容藥草型的人就像媽媽一樣，忙著照顧孩子與家人，往往把自己放在最後。

● 葉片類精油──鬥士型

葉子透過不同的方式持續為植物、為大自然提供養分。這類人通常很認分地工作，除了努力為了生計打拼外，他們理性、腦袋清楚，善於思考規劃，所以身旁的人也會仰賴他們的能力。通常是能者多勞型的人，但這樣的付出，如果沒有獲得認同，他們會很消沉，甚至會懷疑自己存在的意義。大多時候葉片都是埋頭苦幹型的，許多事與想法會選擇先放心中，如何表達自我、好好溝通是葉片類的大課題。

● 樹脂類精油──思考型

樹脂的分泌是為了修復植物受傷的部位。樹脂類精油的人很重視內心的平衡與修復，除了現實生活中所遇到的事之外，會更深入地去思考背後的原因，也會正反兩面去思考人、事、物。這類型的人有時會有些哲學的思想存在，心靈的平靜會比現實的物質更吸引他們，自我存在、自我療癒等議題，在他們的生活中占有重要的一部分。

● 根部類精油──踏實型

植物能穩穩地固定在土中，是根部最主要的功能之一。根部類的人格通常都有種沉著穩重的特性，他們大多務實、樂天知命、一步一腳印地生活，在快速改變的環境中，他們也會用自己的步調適應，對他們來說安身立命的穩定與安全感是最重要的；當然，這樣的特質如果身處在一個需要變動的環境下，他們可能會倍感壓力。不過根部通常是藏在土裡的，內斂的他們也不是可以被輕易看透的。

● 種子類精油──成就型

蘊藏植物生命的小小種子，內含強大的能量，還沒萌芽時，只要好好灌溉、給予充足的養分，假以時日小種子也會成長茁壯。種子類的人在長大前是很含蓄低調的，喜歡觀察生活中的大小事，這樣的觀察也可能轉化成成長的養分，為了想長大，他們會積極學習新事物，等待養分足夠、時機成熟時，便會開始發芽茁壯。天性較細膩敏感的他們，有時會被周遭環境的人事物所影響，如果能有足夠的自信，加上努力，一定能長成美好的模樣。

● 香料類精油──享樂型

香料可以增加食物的香氣、辛辣度和色彩。充滿鮮明個性的香料，帶給人們許多驚喜，你會發現香料類人熱情又有趣，很能活在當下，直率又才華洋溢，好玩、勇於挑戰、有品味、積極充實自我。只要是他們感興趣的，都會去嘗試，可以從他們身上感受到對生活源源不絕的熱情，是充滿魅力的人。當浪子進入老子的階段，可能會突然對自己的人生感到空虛，因為他們過去都著重在物質上的滿足，忘了除了這些好玩的事，人生還有許多有意義可以追求。

● 木質類精油──領袖型

樹幹除了為植物輸送營養和水分之外，還有支撐的作用，給予我們支持與力量，讓我們能夠挺直腰桿面對生活的困境。木質類精油的人給予人沉穩堅強的感覺，並有解決事情的能力與智慧，天生有種領袖特質，也是周遭親友信賴及尋求協助的對象。他們為了要把事情做好，有時會讓

人覺得不近人情，但在這冷酷的面具下，還是擁有一顆炙熱的心。我也會形容木質類的人像東方傳統的父親，與孩子的互動較少，但一發起脾氣來可是非常震懾，但卻是家中最強而有力的支柱。

以上九種人格特質普遍存在每個人身上，這樣的特質會因為性別、年紀、生活經驗等狀況不斷改變，所以即使是同一個人，在不同的狀況下，我們的人格特質也會有所改變。

或許會有幾個特質比較凸顯，但比較好的狀況下，九種特質占比差異不要太偏頗在某幾個特質，較健康的人格狀態是多元且平衡和諧的狀態。如果有自己很討厭的氣味（不想面對的自己），可以透過精油的協助，學習接受不想面對的自己，並慢慢地調整。

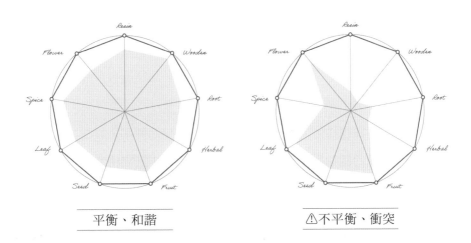

平衡、和諧　　　⚠不平衡、衝突

如何發現你的九型人格

精油／牌卡抓週

「抓週」一詞是來自於亞洲，當新生兒滿一歲時，將各種物品擺放於小孩面前，任其抓取。除了評估寶寶的身體發展，也是個小小試驗，儀式過程中，也充滿濃厚的祝福之意，希望寶寶未來的成長過程都可以平平安安、順順利利。

精油抓週意指將精油放在木盒，或是無法直接看到精油的箱子或袋子中，透過人本身當下的能量與精油直接接觸，依序抽出三支精油，再透過芳療師傳遞精油所要傳達的訊息。

許多人反應自己沒有這麼多精油，或是不方便帶這麼多精油外出，所以也衍生出精油的牌卡。但我在進行這樣的療程時，會建議用精油直接讓個案抓取，讓兩者的能量相呼應，經驗上這樣的連結會更加強烈。

如果沒有那麼多種精油，或是你也正在學習如何向個案解說時，其實只要從每一種類的精油中挑出一支，也就是你只需要九支精油，就可以開始這樣的諮詢療程了。

抓週步驟

①準備好精油或牌卡（不讓個案看到精油名稱）

⬇

②請個案可以想想最近困擾的問題，如果沒有就請靜下心來

⬇

③將左手上的飾品或手錶取下（左手是人體能量進入的部位）

⬇

④用左手依序抽三支精油出來（注意：不是一次三支）

⬇

⑤再依三支精油的順序解釋

⬇

⑥可調合三種精油，讓個案返家使用

精油解法

記得我們不是算命、占卜，不需要營造鐵口直斷的感覺，而是好好的傳遞精油所反映的特質，許多人在學習解說精油時常會遇到以下問題：

一、怕自己講得不對

為什麼星座、占卜、心理測驗會讓你覺得很準，這在心理學上稱為「巴納姆效應」，從一段相同的分析解釋中，不同的人看了會覺得自己也是這樣的狀況，因為這些文字或言語的解說，都是在說明人們普遍的現象。這些模糊、看似模稜兩可的句子，其實適用於每一個人。

所以，只要了解人的心，通常每個人遇到某些狀況都會出現相似的心理狀態；而想要了解別人之前，先了解自己是最好、最快的方法，若你了解自己，也學會讓自己的內在和諧，那麼你也就能用自身的經驗去幫助別人。

二、對精油的解釋眾說紛紜

我時常在教學時，請學員把每支精油擬人化，也就是可以把自己的感覺打開，去感受如果今天這支精油就像人一樣，那麼什麼樣個性的人會散發這樣的氣味，這樣的人會給你什麼樣的感覺。

人與人之間的相處也會因為不同的人、不同的相處方式，而會有不同的感覺。有的人會覺得我不太好相處，但有的人會覺得我還滿隨興的，即使他們都與我這個人相處，但他們看到、感覺到的是我不同的一面。

所以在精油的感受上，每位老師也都會有不同的解釋，我認為沒有誰對誰錯，最重要的是，你自己是否也能有相同的感覺，當你在用話語引導時，有沒有辦法讓對方感同深受。

三、難以將文字化成語言

許多人看了好幾本有關於精油抓週的書，看文字時可以理解，但要化作話語時，卻發現辭不達意，我會建議練習時透過故事或自己的感受等等加強敘事的能力，你也可以在敘事的過程中適度地透露自我的經驗與感受，能讓個案更放心地去探索自己的內心，你也可以當作是練習說故事的技巧。

最重要的是透過經驗化為表達，將整合下來的語言訊息給個案，並讓個案有時間去了解自己。在我的經驗之下，許多人會開始學習認識自己，發現內心深藏已久的傷痛、發現不平衡的自己、討厭的自己等，進而開啟自我療癒的過程，對我來說當下講的對不對不是最重要的，而是如何引導個案看見自己，並讓他們開始有動機想修復自己，這樣才能讓個案朝向整合、療癒的路。

精油抓週順序代表涵義

第 1 支精油：現在（自我）

代表你目前的心理狀態

（外在主要呈現個性與特質）

第 2 支精油：過程（超我）

你在導致的原因到現況中，所產生的心理狀況

（內在深沉的個性，亦會表現出來的特質）

第 3 支精油：源頭（本我）

代表你目前狀態所導致的心理原因

（隱藏或較不自知，但會影響表現出來的個性）

感官直覺選擇法

若身邊沒有精油可以直接抓取，亦可詢問對方九大類的精油香氣喜歡哪種，可以選一種至三種，透過選出的三種香氣，同樣可以以抓週順序代表涵義解析。

通常喜歡的氣味，代表個案喜歡自己呈現這樣的個性特質；但若是討厭的氣味，則可能並不太喜歡這樣的人格特質。

心理測驗

下圖中有九種人格，分別有九句描述，憑直覺選出最符合你人格特質的（也就是那句描述最能代表你的性格），馬上就能知道自己的性格優勢是什麼，不僅可以更了解自己，知道自己的優點之後就更懂得運用。

同樣可以選出一至三個選項，再依順序代表涵義解析。

① 我清楚知道 怎麼展現自己的優點	④ 認分把手上事做好，不 太表達自己的想法	⑦ 喜歡不斷地學習新事物， 總有一天用得上
② 事情沒那麼複雜，保持 樂觀就會有好事發生	⑤ 事情沒有絕對的是與非， 身心平衡最重要	⑧ 生活應該充滿樂趣，不 該只是無聊的工作
③ 先想想大家怎麼做，我 可以配合大家	⑥ 生活安定最重要，對於 改變會感到不安	⑨ 我有能力與智慧 解決事情

※ 以下為 1 至 9 的代表類型，可參考 16 ～ 18 頁說明

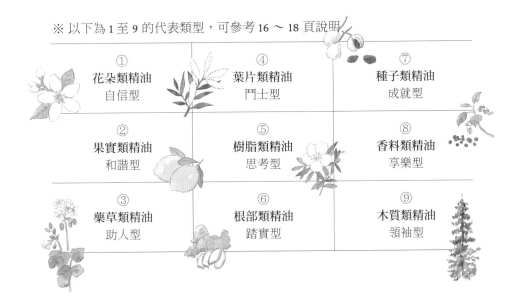

① 花朵類精油 自信型	④ 葉片類精油 鬥士型	⑦ 種子類精油 成就型
② 果實類精油 和諧型	⑤ 樹脂類精油 思考型	⑧ 香料類精油 享樂型
③ 藥草類精油 助人型	⑥ 根部類精油 踏實型	⑨ 木質類精油 領袖型

如何利用精油改善心理狀態

一般抓完精油並解釋精油所要傳遞的訊息後，如果身心狀況在還能掌控的狀況下，透過我們所抓取到的精油，我會建議一天使用 2 至 4 次，你可以透過薰香，或是調合成按摩油隨身攜帶使用。

一、使用按摩油

我會建議個案早、晚塗抹在腹部（肚臍周圍），再用手慢慢地在肚子上做順時針按摩，要記得將速度放慢，最後雙手還沾有一點精油氣味，可以帶到肩頸，最後將雙手放於鼻子前方做三次的深呼吸，記得上面的動作請放慢，在步調快速的生活中，提醒自己慢下來，也讓香氣陪伴你生活或入睡，這樣的方式能讓你很有效地放鬆自己。

二、使用薰香

建議可以使用水氧機、擴香儀等薰香專用的機器，或是你想隨身都能聞到氣味來安定身心，可以調成按摩油或滾珠瓶，有需要時就可以拿起來塗抹在肩頸或胸口（或是你可以聞到的部位），也可以使用薰香鍊或是口罩薰香釦，讓香氣能隨時陪伴你在生活中任何有壓力的時刻。

若是在身心狀況很差的狀況下，可以增加塗抹的次數，但一天最多不超過 6 次，也可以將調合好的按摩精油抹在胸口、腹部泡澡，也是很好的方式。

劑量的計算

1ml ／ 1g ／ 1cc 的基質視為 20 滴

例：若要調一瓶 30ml 的身體按摩油，濃度為 2%

30ml 基底油＝ 30×20 ＝ 600 滴

600 滴 ×2% ＝ 12 滴＝純精油的總劑量

→如果你抽到以下三種精油：乳香、檸檬、岩蘭草→總量為 12 滴

※ 注意事項：

100% 精油不能使用在皮膚上，若要調合成按摩油，建議成人濃度為 3 至 5%，孩童 1 至 3%（2 至 8 歲），依年紀與個案的皮膚狀況而定。不是很確定的狀況下，可以從低濃度開始，若沒有不適再考慮往上增加，比如要調給 6 歲的孩子，可以先從 1% 開始調，若使用狀況一切良好，當然濃度可以不變，也可以考慮往上加，最多就到 3%。

可以依你現在最需要調整的狀況或香氣的喜好調整精油的滴數，或許其中有你很討厭的氣味，我建議至少加 1 至 2 滴，因為有時你最討厭的氣味，往往會是你最需要面對的自己。我不太建議一開始將自己討厭的氣味濃度拉高，因為通常這樣的氣味需要時間去面對它、理解它、愛上它，所以我會採漸進的方式，讓我們在比較舒服不強迫的狀態，去接受這樣的氣味與自己。

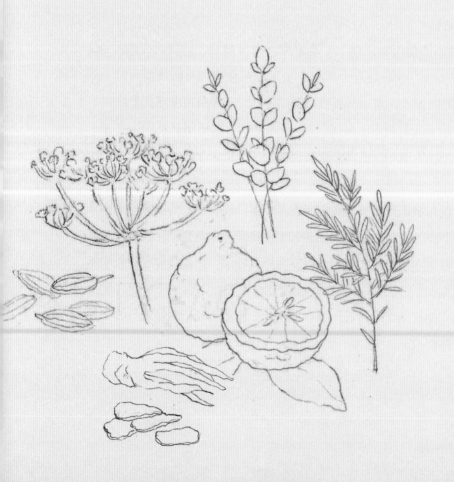

PART.2
通往香氣與遇見自我之路

FLOWER

花朵

永遠最耀眼的焦點

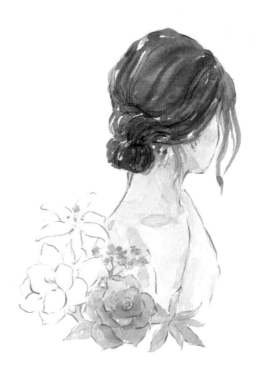

花朵透過不同的香氣、外表，來吸引昆蟲，藉此來傳播花粉，所以有著繁衍的重要功能，而人們也會被花朵的香氣與外表吸引，並賦予美好的性格特徵與內涵，在一株植物中，花朵總是綻放它的美好，吸引著大家的注意。

1

溫柔而堅定

希臘神話中美麗的阿芙蘿黛蒂女神因愛上美少年阿多尼斯，拒絕了宙斯的示愛。為了懲罰，宙斯強迫阿芙蘿黛蒂嫁給瘸腿醜陋的火神赫菲斯托斯，但她的心中依舊愛著阿多尼斯。

某天，阿多尼斯被野豬的獠牙刺中，阿芙蘿黛蒂心急如焚，奔向血泊中垂死的情人，被玫瑰花叢刺破了手和腿，鮮血滴落在玫瑰的花瓣上，白色的玫瑰因此被染成紅色，從此，紅玫瑰成了愛情的象徵。

玫瑰不論作為觀賞植物、食品、美容保養品、香氛等都深受人們喜愛。《本草正義》中也記載：「玫瑰花，清而不濁，和而不猛，柔肝醒胃，疏氣活血，宣通窒滯而絕無辛溫剛燥之弊，斷推氣分藥之中，最有捷效而最馴良，芳香諸品，殆無其匹。」

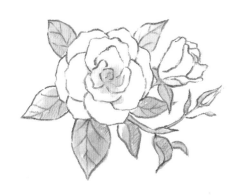

玫瑰

學名	*Rosa damascena*
基礎性格	展現自我價值、喜歡與人相處、關愛
用以激發正面特質	自信、溫柔、堅強、喜愛美的事物
用以平衡負面特質	嫉妒、易怒、退縮、遺棄感

Rose

人格側寫

　　玫瑰特質的人通常具有女性柔美的元素，可能會顯現在外表或是行為舉止等，喜歡被愛的感覺，很容易陷入愛情。有些完美主義，渴望擁有更多、做得更好，多半也喜愛玫瑰的香氣。

　　愛情對玫瑰來說，是讓自身更加美好的養分。缺點是有時候想得太多、愛比較、嫉妒心較強，不過身陷在愛情中的女生，誰不是這樣呢！

　　在玫瑰溫柔的女性特質下，內心也有強悍堅強的一面。玫瑰的強悍並不會明顯表現出來，通常在面對到威脅或傷害時，才會感受到原來玫瑰不是好惹的，就如同玫瑰花在美麗嬌柔的外表底下還藏著刺，一不小心還是可能被刺傷的。

　　前 101 董事長陳敏薰是我早些年講到玫瑰時，喜歡用來舉例的對象，螢光幕前她的形象與說話方式，少了許多女強人的樣子，反而多了點優雅與溫柔。但她能當上 101 的董事長，在商場上，一定有她的強悍與能力，所以我時常用她來舉例。

　　近期我也會用林志玲當範本，第一名模的外表與氣質，用玫瑰來比喻應該無過之而不及，但在她的美麗與溫柔之下，有著無比堅強的信念。

　　一路走來，不論新聞中有多少的負面評語，她都能面帶笑容度過，也都能再爬起來。從她身上，我看到她面對挫折的堅毅，一種屬於女人柔軟的力量。

Story of
Rose

　　我認識一個很愛用玫瑰香氣的女生，論外表，她或許不是特別耀眼，但是卻有股吸引人的氣質，甜甜的、柔柔的，講話謙和有禮，充滿小女人的氣息。每次看到她總是會讓我多注意幾眼。

　　從上課的分享與進行中的小細節，不難發現她的玫瑰特質，作業繳交的字跡與完整度，看得出來她對自己的要求。每次上課，她從來不狼狽或隨便，上芳療課時，每每聞到玫瑰的氣味，她會心滿意足地說：「好香喔！」也很喜歡在配方中使用玫瑰精油。

　　有次與她深入的談話中才知道，在經歷前一段感情之前，她覺得自己條件還不差，甚至是還不錯的。可是後來感情變質，對方還未結束這段感情，就已愛上了別人。

　　她因此開始貶低自我，覺得是不是自己哪裡不夠好，所以才會失去這段感情。那段時間，她如同長滿刺的玫瑰，不經意地刺傷身旁的人。我在遇到她時，距離這段關係的結束已經快

一年了，雖然刺已經慢慢地藏起來了，但失去的自信和愛，讓她始終無法痊癒，無法真心地付出愛。

當她每次用玫瑰精油時，香氛讓她感到明顯地放鬆、愉悅，重新感受到愛的感覺和美好。玫瑰的能量能讓我們看見自我價值，以及身為女性的美好，讓我們充滿愛能量。

不僅如此，玫瑰總是出現在大量與美有關的產品當中，不管從療效或特性上，對女性來說都相當重要，還能調理婦科與保養皮膚，讓女人不只是外表的美麗，而是由內而外的保養。

芳香療心室

當你抽到「玫瑰精油」時⋯⋯

關於自我

為了當朵漂亮的玫瑰，是不是無法不顧他人眼光，隨心所欲地做自己？或許漂亮美好會讓自己開心有自信，但為了維持這樣的美好，有時也覺得好累。有時不妨卸下美麗的武裝，自在地當一下自己。

關於關係

在一段關係中，是否迷失了自己、自我懷疑、貶低自我的價值。親愛的，是時候重新看見自己的價值和美好，找到愛的意義和方法，真實展現自我與愛的關係。

關於困境

受到質疑、批評，或是負面想法，很容易喘不過氣來。在追求更好的過程中，或許沒有所謂的完美，當然可以更好更棒，但沒有事事一百分。總是因為太在意他人的眼光而倍感壓力，但只要你知道自己的價值，持續讓自己發光，就是最美好的自己。

2

女王般的氣勢

茉莉被認為是月亮精油，因為其潔白的花朵，只有在夜晚才會綻放、釋放香氣，正好和月亮的能量相呼應。

據說在夜晚採集花朵，可以保存花朵的能量，在滿月之日還能得到最佳收成品質。有趣的是，茉莉是非常喜歡陽光的植物，若要維持花朵能不斷盛開，充分的日照是非常重要的。在優雅純潔的外表下，內含太陽剛烈的能量，亦有精油之王的稱號。

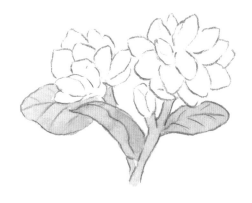

茉莉

學名	*Jasminum officinale*
基礎性格	信心、行動力、自主
用以激發正面特質	自信、有主見、魅力、直率
用以平衡負面特質	焦慮、憤怒、冷淡、罪惡

Jasmine

人格側寫

很多人談到茉莉，第一印象通是白色的小花，帶有純淨無瑕的感覺，跟我形容的女強人不太一樣。

但我遇到熱愛茉莉香氣的人，大多是充滿生命力又自信的女性，通常俐落又幹練，很清楚知道如何展現自身迷人的特質。在人群中十分耀眼又有能力，通常也具有領袖特質。

我認識幾位主管級的茉莉人，時常會被她們的氣勢與魅力吸引。在追尋自我價值的過程中，她們可能會因為受到挫折或是迷失、想證明自己的能力或價值，讓身旁的人倍感壓力。

電影《穿著 Prada 的惡魔》中，梅莉·史翠普所飾演的時尚雜誌主編米蘭達，無庸置疑就是我心目中的茉莉。即使沒看過這部電影，只要搜尋電影的劇照，就可看出來梅莉·史翠普所散發出來的女王氣場，就如同我所形容的茉莉。

為了生存在現實殘酷的世界裡，她們披上了堅強的武裝，或許有些人會對茉莉退避三舍，但一切都是為了生存與理念，除了達成工作外，也可能是她們用自己的方式傳達——如何在殘酷的環境中生存，這正展現了陽剛、充滿能量的女王姿態。

Story of
Jasmine

我曾受邀到一間知名的外商公司講課，當天授課的內容是談香氣與心理，當我一講到茉莉精油時，台下的同仁紛紛鼓譟了起來。

我停下來問：「發生什麼事了？」

有人跟我說：「老師，你也太準了吧！」

當我還滿頭問號時，有人接著說：「我們公司的總監的個性和樣貌就跟你形容的一模一樣，她超愛用茉莉味的香水，連英文名字都叫 Jasmine」。瞬間大家都大笑了起來。

記得第一次見到總監，那種女強人的氣勢與魅力令人印象深刻，認識了之後，除了很佩服她能全心全意地專注在工作上，感覺也樂在其中。總是想著要將品牌做得更好，讓同仁在工作上能有好的發揮與成長。

看得出來，她的理想是與同事共同成長與共好，能與這樣有能力又願意照顧下屬的主管共事是很幸運的。但我也提醒她，每個人認為的「好」和工作上的追求是不一樣的，有時不

斷地要別人往前跑，若對方只想慢慢走，這樣的方式對某些人來說會是莫大的壓力。

　　茉莉當然懂，在往前的路上，她會在能力範圍內和大家一同前進，但或許無法事事顧全，或許這是美中不足、是遺憾，但身為女王，她們所看到的與我們不同。

　　看著她堅定的眼神，我知道她很清楚自己在做什麼，這樣的堅持很不容易。最後我也提醒她，即使女王也該有卸下王冠的時候，適時地放低身段也是很重要的。

芳香療心室

當你抽到「茉莉精油」時……

關於自我

勇敢堅強的你，對人生有許多的想法與夢想，很多事情會認為自己就可以做得到。但別忘了，每個人都有脆弱、需要別人的一面，適時的當個小孩或小女人，相信可以讓你更能保有衝勁與理想。

關於關係

茉莉可以幫助人找到愛的力量，不陷溺於苦情，想願意改變、提升，讓自己變成更好的存在。負面的茉莉會變得非常神經敏感，嚴重影響與他人的關係。

關於困境

陷入困境的茉莉情緒會變得強烈，身旁的人會感到無比的壓力，當然茉莉也不會放過自己。能夠面對困境與挫折的人才是最勇敢、最有氣度的人，偶爾的軟弱也不代表一定就是失敗，茉莉女王般的能量能帶你渡過生命中的難關。

3

花中公主

關於橙花的由來，許多人都會提到源自於義大利內羅拉（Nerola）城的一位公主，因為這位公主非常喜愛使用橙花來保養自己，因而命名。

當時她在宴會或交際的場合中都會使用橙花氣味，也成為眾所矚目的焦點，因此在當時的貴族間掀起了一股流行的風潮！

橙花的花朵相當的脆弱，從採摘到萃取的過程都要非常細緻、小心，才能萃取出這美好的香氣。

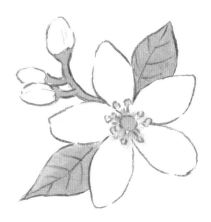

橙花

學名	*Citrus aurantium*
基礎性格	平靜、善解人意、追求精神生活
用以激發正面特質	優雅、純真、放鬆、安定
用以平衡負面特質	焦慮、缺乏安全感、自我否定、自私

Neroli

人格側寫

　　橙花是愛與幸福的象徵，橙花型的人如同花朵外表給人的感覺一樣，清新純潔，散發出淡雅、甜而不膩的香氣。會被吸引的不一定是外表或香味，而是一種低調優雅的氣息，與這樣的花朵相處時不會感受到壓力。

　　擁有橙花特質的人，就像橙樹一樣，在良好的照顧與保護下，吸收充足的陽光與養分後，等待最恰當的時機就能綻放出最迷人的能量。

　　之前王心凌在綜藝節目中的表現，又再次受到大家的囑目。回顧她從出道至今，我在她身上感受到滿滿的橙花能量。個子嬌小，內心卻充滿能量，甜甜柔柔的光芒，是一種不張揚的氣場，但卻又被她的魅力所吸引。

　　如同橙花的花語「新娘的喜悅」一般，他們對愛情都有憧憬，對橙花人來說，愛情這道習題很常成為人生道路上的一大難關。

　　失衡的橙花也可能變成大家口中的「公主病」，太習慣依賴別人照顧，而不懂得付出，這可能是橙花在真心付出後，被狠狠地傷透了心的自我保護。

　　如同常見故事中的公主一樣，在幸福中成長，或許會遇到一些難關，但只要努力充實自我，耐心等待，找回愛的力量，總有一天也會突破難關獲得幸福。

Story of
Neroli

　　你身旁有沒有這樣的人呢？也許並不是第一眼美女，但當你開始注意到他時，可能就會被他的氣質、談吐、才華、甚至愈看愈美的感覺所吸引。

　　這讓我想起一個女孩，她那時正好結束一段論及婚嫁的感情，來上芳療課時，我並不知道她正處在這樣的悲傷中，因為在大家面前，她時常露出溫柔可愛的笑容，與班上的同學相處融洽，但偶爾我會看到她露出一絲落寞的神情。

　　有次中場休息後要準備上課，但她卻不在教室裡，我到樓梯間找到她，發現她情緒有點激動的與人通電話，我和她示意「另一位老師要上課了」，她快速結束通話，看起來情緒仍未平穩。

　　我問她：「需要我陪你嗎？」

　　她才道出這段六年的感情，原以為可以就此步入婚姻，但對方卻愛上另一個人。分手才三個月，就要和他人結婚了，過去的感情和付出照顧，一夕之間全毀了。

我讓她做精油抓週，她抓到了橙花。

她說：「之前有用橙花精油泡澡時，不知不覺就開始落淚。」

我跟她說：「過去這段感情，你用心經營與付出，都在為對方想，但在這段感情中的你呢？」

苦苦支撐久了，應該也會很羨慕有些女生可以撒嬌任性，因為不想成為這樣的女生，所以很獨立。但女人心中也有希望被呵護的時候，讓橙花帶給公主般的能量，回到被寵愛呵護的樣子，就能再綻放出迷人的小白花。

芳香療心室

當你抽到「 橙花精油」時……

關於自我

生命中的每個決定都可以是成長與改變，當你接受了內在的指引，你就能重塑生活模式，活出一個創新、有想像力的生命故事。

關於關係

在愛中的付出，讓你忘了當個小女人被呵護、被捧在手掌心的感覺嗎？有時橙花可以讓你偶爾當個公主，帶給自己無比的能量。

關於困境

當你面對生活的困境，不斷地懷疑、貶低自我價值時，橙花能讓人安定下來，敞開自己去面對困難，得到真正的幸福。

4

永不凋零

永久花「Helichrysum」這個字是由希臘文代表太陽的「helios」，以及代表黃金的「chrysos」組合而成，意指「黃金般的太陽」，如同永久花開著金黃閃耀的黃色小花。永久花的植株適合生長在土壤貧瘠、日照充足的地方，本身含水量低，因此可整年不凋謝，即使摘下來也不會枯萎，又稱為「不凋花」。

荷馬史詩《奧德賽》中的英雄——尤里西斯，在航行中，船隻在途中遇上風浪沉沒，他被沖到島上，遇上國王的女兒娜烏茜卡。她以女神般的美麗容貌而聞名，而美麗的祕訣就是有再生功效的永久花油。

為了幫助尤里西斯康復，娜烏茜卡送給了他永久花油，將油塗在他身上治癒傷口，尤里西斯因此恢復了力量，並完成偉大而艱辛的旅程。

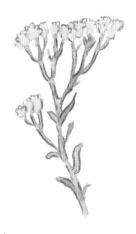

永久花

學名	*Helichrysum italicum*
基礎性格	內斂、善解人意、真誠、喜歡挑戰
用以激發正面特質	平靜、接受改變、自覺、意志力堅強
用以平衡負面特質	封閉、悲觀、情緒壓抑、鑽牛角尖

Helichrysum

人格側寫

如果在平靜的生活中，你總喜歡接受挑戰、沒事找事做，像是進修、學習新技能，那你的骨子裡應該就有永久花靈魂。

明明日子過的安安穩穩，非得要把自己搞到有點忙！這條路明明比較好走，為什麼要選擇一條大家不看好的路走？

在永久花平靜的外表下，內心總是有些屬於自己人生的理想與目標，或許不是多偉大的目標，但總會覺得生活就這樣過了有點可惜。或是不想停在一個地方休息太久，就是喜歡往前走。旁人看永久花，好像就喜歡在生活中為自己找點麻煩，但又覺得似乎總有一種源源不絕的能量，讓他們在平凡的生活中過得有點不平凡。

其實，有不少知名的成功人士好像都有這樣的人生道路。特斯拉執行長馬斯克曾拿下 2021 年《時代雜誌》的「年度風雲人物」和《金融時報》年度大獎，記得一開始有電動車的構想浮出台面時，許多人對這樣的產品都是有許多疑慮、不看好的。

《時代雜誌》在文章內提到「成功並沒有抑制馬斯克的風險偏好」，馬斯克喜歡挑戰風險，像永久花一樣，在愈貧瘠的土地上愈能長出屬於他的生命姿態。永久花相較於其他花朵在姿態與香味上相較內斂、理性，所以他們偏向會把情緒放在心裡自己吸收消化情緒，如果這樣的情緒已經無法負荷，為了繼續往前進，他們會將傷害深埋在心中、自我封閉，也可能會顯出一種戒備的狀態。

永久花常使用在化瘀、消腫、創傷修復，如同內心受了傷之後，亦可以使用永久花修復深藏在內心的情緒，並讓傷口重新癒合。

Story of
Helichrysum

不管在工作上、學習上，和永久花型的人，相處起來總是舒服，有種成熟、內斂的感覺，但又不會正經八百，有時又挺有趣的，看他們把生活過得很充實，也很願意接受新指派的任務或挑戰，在群體中相處起來是很棒的夥伴。

我遇到不少抽到永久花的人，一開始相處時，從他的一言一行，在群體裡的樣子，可能不會發現在他們的內心深處壓抑了什麼樣的情緒，受了什麼樣的傷。

但是經過一段時間的相處，你慢慢地會發現有時講到一些話題，他可能會避而不答，與平時的他不太一樣時，很可能因為觸碰到他心裡深處不願意面對的問題。一開始他們認為自己能處理、時間過了就會好了，這樣的情緒不需要帶給別人。久而久之，外表看似修復的傷口，裡面卻可能壞死、潰爛。

在臨床，若要讓壞死、潰瘍的傷口，癒合前，可能都需要先做清創手術，唯有讓壞死的組織移除，再加以照護才能長出新的組織，面對心裡深處壞死停滯的傷口亦是如此。

永久花具有良好的化瘀與修復能力，對於這樣的情緒具有非常好的疏通效果，透過永久花的陪伴，慢慢將內心中的淤泥化開，再漸漸修復癒合傷口，如同尤里西斯一樣，重拾能量後，便能邁開步伐繼續往人生的道路前進。

芳香療心室

當你抽到「永久花精油」時……

關於自我

在人生不斷往前進的路上，要適時地停下腳步休息一下，除了能充充電之外，也讓自己看看下一步該怎麼走。

關於關係

情感是要流動的，愛是需要互相的，有時你不說，不代表不會受傷，說了也可能不會受傷，反而讓彼此更加了解對方，成為彼此永恆的太陽。

關於困境

當你的內心困惑不解又無法停止思考時，可能是因為執著某種想法或感覺，而受到傷害，永久花能夠幫助你放下，解開重複思考的纏繞緊繃；並提醒自己，改變才能使生命流動。

5

迷人又充滿愛

Ylang-Ylang 這名字源自馬來語的「Alang ilang」意即搖曳風姿。豐美醉人的熱帶花香，有「花中之花」的美稱，也被稱為「香水樹」，是香水最重要的原料之一。

濃郁的花香味帶有女性化的浪漫氣息，東南亞一帶的傳統會將依蘭丟到新郎、新娘的床上，依蘭被認為能舒緩緊繃的精神並有催情的效果。

著名的宮廷劇《後宮甄嬛傳》中，妃子為了得到帝王的寵幸，在劇中使用依蘭花與蛇床子製香，成了後宮中爭寵的工具。戲劇中的情節固然有些過度渲染，不過依蘭濃郁迷醉的香氣，的確可以帶來身心的放鬆與愉悅感，讓人在香氣中能感受到年少時對愛的義無反顧與肆意放縱。

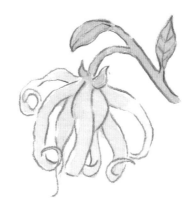

依蘭

學名	*Cananga odorata*
基礎性格	極為女性化、熱情、喜歡與人接觸
用以激發正面特質	自信、美感、熱情、魅力
用以平衡負面特質	易怒、放不下、僵化、缺乏安全感

Ylang-Ylang

人格側寫

　　我每次遇到依蘭的人，眼球就像被吸住一樣，笑容、眼神、撥髮動作滿滿的吸引力，是我學不來的，正所謂「窈窕淑女，君子好逑」，對喜歡看美的事物的我，看到這樣的美人也會忍不住多看幾眼，讚嘆也太性感、太美了吧。

　　喜歡追求美的事物，喜歡與人相處，就像蝴蝶般，恣意地穿梭在社交場合中。依蘭很重視愛，相信「愛可以征服一切」，愛是生命中很重要的養分，平衡的依蘭充滿魅力，與他相處會為你帶來許多有趣美好的生活。

　　這樣的外在特質用安潔莉娜・裘莉來代表再適合不過了，尤其她在電影《史密斯任務》中的角色，連身為女性的我，都覺得她在劇中真的是美翻了。

　　而戲外，從她與布萊德彼特轟轟烈烈的婚姻，到成為六個孩子的母親，切除乳房，到現在身為聯合國難民署親善大使，替難民發聲持續發揚人道精神。

　　一路從好萊塢性感女星走到現在，她外在散發的感覺對我來說沒有變過。她強大、充滿愛與堅強的內心，讓我不得不愛上這位把生活過得這麼大膽且迷人的女性。

Story of
Ylang-Ylang

實際上遇到抽到依蘭精油的人，可能會發現與前面形容的樣子相差甚遠，反而很需要藉由依蘭幫助放鬆。

我時常遇到媽媽們抽到依蘭，她們來上芳療課，有很大的目的都是為了照顧小孩，上課時的提問也常環繞著孩子的問題，滿滿的愛都放在孩子身上。但這樣的愛有時會讓人倍感壓力，也讓自己很有壓力，擔心自己照顧孩子顧得不夠好，擔心孩子發生什麼事，一直想可以怎麼做能讓孩子更好。

當她們抽到依蘭時都會有點困擾的說，「可以不要用依蘭嗎？這味道我真的不是很喜歡。」

其實，會抽到依蘭有個首要任務就是要懂得「放下」，充滿愛的依蘭若失衡了，愛會過度泛濫，這樣的愛除了會讓身旁的人有壓力外，也不放過自己。學著讓自己有喘息的時間，不要把愛都放在別人身上，而忘了愛自己，唯有懂得愛是要平衡、剛剛好，才會懂得把自己照顧好。

漸漸地，有人告訴我，過去自己太執著在孩子身上而忘了

自己，其實有時連自己都覺得好累。

　　很多人原本以為自己完全不喜歡依蘭的味道，但是現在若有淡淡的依蘭味，會讓她們感到愛是輕鬆的、自在的，也會把焦點多放回自己身上。

　　其實，從外表就看得出來，因為當女人懂得愛自己的時候，從氣色與打扮就看得出來，依蘭的美會綻放在暫時失去自我的女人身上。

芳香療心室

當你抽到「依蘭精油」時⋯⋯

關於自我

依蘭讓人了解自己，不受周遭環境影響。幫助找不到自己定位與價值的人，時時刻刻為了工作、愛情、家庭、他人而活的人，發現自我的價值。

關於關係

「為愛而活」對依蘭來說很重要，但要愛得恰到好處，就能讓依蘭呈現最美好的樣子。

關於困境

自我要求高，是屬於很「ㄍㄧㄥ」的人，凡事不應該掌握在自己手中，適時地放鬆、放手，幫助你看見自我，找尋自己真正的需求。

FRUIT

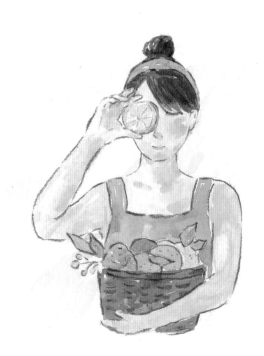

　　果實是由花朵部分組織衍生成的一部分，其中包含了很重要的種子，對於種子有保護功能，不同果實的風味也有助於種子的傳播。

　　植物在長期演化中，形成了多種多樣傳播種子的方式，果實就是其中一種，不同植物發育成果實的差異很大，所以各種果實的外觀上，具有極豐富的多樣性，但共同的是陽光般溫暖的能量。

1

赤子之心

甜橙原產於亞熱帶地區,即是常見的柳橙,在溫暖陽光充沛的地區成
長,造就了受人喜愛的甜美香氣與美味果肉。

臺灣農曆過年時,柑橘柳橙也是家家必備的應景食物,圓潤飽滿的外表
象徵圓滿團圓之意,橘黃色的外表代表財富,所以在華人文化中,是節
慶代表的水果。除了具食用價值外,果皮與果肉也具藥用價值。

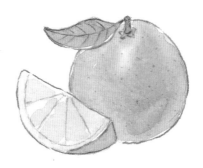

甜橙

學名	*Citrus sinensis*
基礎性格	溫暖、快樂、真誠
用以激發正面特質	愉悅、有趣、樂觀、直率、友好
用以平衡負面特質	退縮、傷心、自私、沮喪

Sweet ⊙ Orange

人格側寫

　　有甜橙的地方就有陽光，通常身旁若有甜橙特質的人就會有歡笑，他們很喜歡大家聚在一起開開心心、簡簡單單、沒有太多複雜的紛爭或心機，所以你見到他們總是帶著笑臉。

　　跟他們在一起時不用有太多現實與考量，他們不擅長也不喜歡過於複雜的相處。當你需要溫暖真心的陪伴時，甜橙會是很好的選擇，單純、溫暖，在複雜紛亂的世界中帶來明亮溫暖的陽光。

　　對於現實中複雜的人際鬥爭，他們會不明白為什麼人心險惡，為什麼需要踩著別人的屍體往上爬。當你需要一個不只是帶來溫暖的朋友，而需要一個能同理你的人時，甜橙有時候是沒辦法理解的。

　　也因他們的單純，在複雜的人際相處上，容易在不自覺的狀況下變成了被害者。在原本單純、簡單，充滿陽光的生活中，籠罩上了一層烏雲，讓他們陷入負面、沮喪當中，甜橙精油可以幫助他們重拾撥雲見日的力量，重新找回心中溫暖的陽光。

　　藝人吳映潔（鬼鬼）在螢光幕前總是滿面笑容、鬼靈精怪，若你有注意過她在螢光幕前的表現，可以發現她是很典型的甜橙。與一般的演藝人員看起來不太一樣，她的表現總是吸引我的目光，孩子般的笑容，與人互動時所說出的話很直率、很單純，有時還會替她捏把冷汗。

　　不過，我很喜歡這樣的她，有她在的場合就有歡樂、不會無聊，她真誠地在螢光幕前表現自我，秉持著帶給大家歡樂的初衷，看著她就像天真無邪的孩子，進到了社會中遭遇到各種狀況，也看到她在跌跌撞撞中慢慢地成長，但依然還是能在她的表現中感受到可愛陽光的能量。

Story of Sweet Orange

　　遇過幾個剛從學校畢業的社會新鮮人抽到甜橙，他們在課堂中也時常對甜橙愛不釋手，除了價錢很好入手之外，心情不好時，聞到甜橙會覺得有股暖暖的陽光透進心裡的感覺。

　　大多數喜歡甜橙的人，都不喜歡太複雜的人、事、物，會認為人生難道就不能簡簡單單的，現實社會中怎麼會這麼複雜、險惡，每當我說出這些話語時，他們聽到總是會用力點頭，帶著點無奈的語氣說：「對啊！難道就不能簡單開心地過生活嗎？」

　　其實，抽到甜橙的人，心中的陽光可能暫時被烏雲擋住了，很多時候都是在成長的過程中，開始需要面對複雜的人事物，甚至可能在不自覺的狀況下也被捲進紛爭中，發現時背上可能已經中了幾支箭。

　　雖然他們從沒有想過要與人爭什麼，也沒有一定要得到什麼，只希望大家能夠開開心心地生活，但沒想到外面的世界並不是這麼的簡單。

我很喜歡跟甜橙性格的人相處，因為在現實生活中我們，腦袋裡面要思考的並不只有單純的公事，很多時候會有許多人與人之間關係的考量、計畫與策略。但跟甜橙在一起時不需要考慮這些，因為他們就是一群開心簡單的人，只要開懷玩樂就好，可以讓我暫時變回簡單的自己。

　　當然，有時也要提醒他們還是要試著長大，或許面對現實的殘酷會覺得很討厭，也很討厭自己成為那樣的人。但，人不能也不可以沒有心機，不是要傷害別人，心機是為了要讓自己走得更順。可以多一點保護自己的考量，但內心仍然可以是善良可愛、保持著赤子之心的甜橙。

　　當你的內心被烏雲籠罩，用甜橙找回簡單純粹的自己吧！

芳香療心室

當你抽到「甜橙精油」時……

關於自我

在紛亂的生活中，能保持著純粹是很難能可貴的，別因為環境而遺失了自己的赤子之心。或許目前的生活不允許自己太單純，但卸下了工作模式的面具，內心溫暖的陽光還是可以時時照耀著自己。

關於關係

甜橙的簡單、開心、純粹是極具吸引人的特質，人與人之間可以很簡單，但有時還是要花點心思去練習觀察與表達，可以簡單，但小心不要過於天真。

關於困境

有時也不知為何會有這樣的感覺，心中充滿負面的想法，看不到隧道的盡頭，對於負面的情緒已經無法消化。甜橙可以幫助你撥開被烏雲籠罩的陽光，讓陰暗的內心慢慢地透出陽光，重新找回正向開朗的自己。

2
動力和積極

15 世紀是大航海時代，也是世界貿易的開端，當時歐洲的冒險家們在航行途中，船員們常常被敗血病侵襲，因此而喪命。最後是透過補充檸檬汁，成功防治因缺乏維他命 C 所引起的壞血病。

檸檬喜歡充足的陽光和溫暖潤濕的環境，在日常生活中，除了飲食外、許多清潔和香氛用品也會大量使用檸檬，透過明亮清新的香氣讓空間煥然一新。在《本草綱目》也記載了檸檬具有生津、止渴、祛暑等功效。

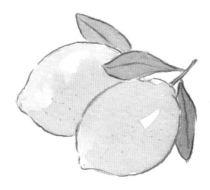

檸檬

學名	*Citrus limon*
基礎性格	清晰、活力、歡樂
用以激發正面特質	活潑、隨和、有力量、思緒清楚
用以平衡負面特質	易怒、冷漠、倦怠、思緒紛亂

Lemon

人格側寫

檸檬相較於甜橙更加積極，面對生活總是充滿活力與能量。檸檬理性地展現能量，即使在平凡的生活中，或是面對生活中的難題與困境，他們也能樂觀積極地處理，是非常有行動力的人。當你需要重拾動力時，檸檬絕對能用他的熱忱激勵你朝目標邁進。

因為他們是很有行動力的人，有時不太能明白為什麼想做或該做些什麼時，卻停在原地無法前進。對他們來說，只要是想做或是有興趣的事，便會投入去做。你會發現他們在工作上是非常有效率的人，有時會讓人覺得他們有工作狂的傾向，但大多時候都維持在陽光正面的情緒，很討人喜歡。當他們工作過量時容易失衡，這會讓他們變得尖酸刻薄、失去對生活的動力與熱情，處在混亂的狀態之下。通常在這種狀況下，只要讓他們渡個假，到充滿陽光的地方充充電，很快就能恢復原本充滿朝氣又樂觀進取的樣子了。

外景主持人 Janet（謝怡芬）可以說是檸檬的代表，每次在螢光幕前看到她的笑容，彷彿都能感受到她自帶陽光的能量，總是散發滿滿的活力與開朗，即使她在節目中常需要嘗試一般人都覺得危險可怕的任務，她還是能勇於嘗試。

大多數人對她的印象就是集智慧與美貌於一身，對於人生的道路，她始終充滿熱情與動力地嘗試每個可能。她在專訪上提到：「我的力量，來自於我對世界始終保持好奇」。雖然人生偶有烏雲，經歷過暴食、憂鬱症、得獎、結婚、生子的人生起伏，但在好奇心的驅使下，波折都化成了正向的能量，讓她繼續勇敢前進。

Story of
Lemon

我有一位朋友，很享受生活，不管在工作或私人的生活上都讓我感受到滿滿的熱情，原本是一間規模不算小的總經理，公司營運狀況也不錯，但因為有了更想要做的事，辭去了穩定的工作，並且開始朝向創立自己夢想中的公司邁進。

在創立公司的過程中相當繁忙，從軟硬體的設置，需要與人大量溝通等等繁複的事情，但我每次看到他談到夢想與計畫時，眼睛閃閃發亮的樣子，面帶自信與衝勁的微笑，讓我不得不佩服，在這樣的壓力與忙碌下，能量怎麼能維持得這麼好！

這大概就是檸檬特質的人會有的狀態，在生活中隨時保持著熱情、開放的心、多方體會與嘗試，人生中好像不曾出現過浪費與後悔這樣的字眼。

當然人生的道路上誰能一帆風順？誰沒有迷航的時候呢？檸檬一樣會遭遇到困難，一樣會跌倒。對他來說跌倒了，不要悲傷難過，也不用偷偷躲起來舔傷口，而是應該趕快拍一拍、站起來。傷口若需要照顧，要趕快清洗擦藥，才會好得快，繼

續往前進才不會一跛一跛的。從他身上，我學習到很多成功人士的特質，也提醒他不要忘了照顧身體。

　　他笑著說：「所以我現在就來找你學芳療，還可以照顧自己啊！」真是標準的不浪費生命每一刻的檸檬。

芳香療心室

當你抽到「檸檬精油」時……

關於自我

人生所有的努力，不是為了讓別人覺得你了不起，而是讓自己過得充實，因追求夢想而充滿動力。即使走得很慢，但也從不後退，因為生活的酸甜苦辣都讓人生充滿精彩。

關於關係

每個人前行的腳步不一樣，有的人喜歡快，有的人喜歡慢，有的人不喜歡爬山，喜歡停在原地就好。有時關注一下身旁的人，是否跟得上你的腳步，或者想停在原地，每個人都有自己想活成的樣子。

關於困境

現在的處境讓你無法看清前方的道路而感到困惑，偶爾停下腳步稍作休息也沒有關係，透過休息與檸檬賦予的能量，啟發思緒，讓你看清並重拾清晰明朗的目光，並在身心注入活力，便能重新邁開自信的步伐。

3

不完美中找到完美

葡萄柚的拉丁名 paradisi 意為 paradise（樂園），它的香氣讓人感受到
幸福快樂的感覺。

不少人應該有聽過有些藥物不能與葡萄柚共同食用，其實葡萄柚精油也
要小心，研究發現柑橘類精油中常間見的呋喃香豆素和佛手柑內酯會抑
制肝臟的活動力，引起某些藥物交互作用。若有服用藥物，精油以薰香
或是調合成 1% 以下使用皆屬安全，謹慎使用才是王道。

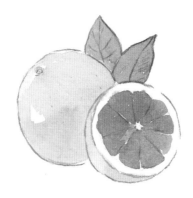

葡萄柚

學名	*Citrus paradisi*
基礎性格	友愛、溫和、有活力
用以激發正面特質	快樂、積極、自信、和諧合群
用以平衡負面特質	冷漠、消沉、自我懷疑、低落

Grapefruit

人格側寫

　　葡萄柚像是甜橙和檸檬的綜合體，充滿熱情、快樂與動力。不論身處何處，總是可以感受到他們對生命的樂觀，很像是我認識的一些原住民朋友，身上就是帶著一股天生的自在與樂天，即使遇到了困難，只要有酒、有吉他就能開心喝酒、唱歌，彷彿生活沒有那麼難。

　　他們是腦袋清楚、觀察力敏銳的人，為了達成心中所想，會努力完成，不會為自己設限。他們認為有意義的事，嘗試後即使結果不如人意，但仍能從中有所獲得，這樣的正向特質也會影響到身旁的人。

　　有時為了追求心中的美好，而過度要求自己與身旁的人，會讓他們的陽光消失。但葡萄柚的光輝不是這麼容易熄滅，他們完全知道生活中有陽光就會有陰影，只要給他們點時間休息、身心充充電，陽光就會再次注入他們的身心。

　　在螢光幕前總是自帶笑果的 Ella，即使正在談很正經、很有道理的事，她是會出現「Ella 式浮誇」。在許多人心中，她是樂觀開朗的開心果，但她這一路的努力與辛苦是我們看不到的。

　　她曾比喻自己就像太陽花，「但是，太陽花也有曬不到太陽的陰暗面，我當然也會有負面的時候，只是 40 歲的我，已經懂得放下也放過自己，只要轉個念，沒有什麼事情是過不去的。」她的回答很真誠，也讓人覺得很有力量，不是嗎！

Story of
Grapefruit

　　葡萄柚和檸檬的差異在於，檸檬的人時常處在永遠不回頭、一直向前行的狀態，喜歡在平凡中創造不平凡。葡萄柚的腳步小了點，夢想與目標更為貼近生活。

　　我發現身旁有不少人很容易抽到葡萄柚精油，而且滿容易重複抽到的。可愛的葡萄柚是很好的朋友人選，相處起來輕鬆自在，他們內心對自己的要求挺高的，希望自己懂得待人處事，工作上不要造成別人麻煩，家裡能維持乾乾淨淨。

　　但他們想要追求的小目標，常會與工作或家庭相互衝突，但每個人的標準不一樣，就像我看到洗手台有點水垢會覺得受不了，但我老公會覺得還好，他比較在意桌上的灰塵。

　　有時葡萄柚會想維持心中的美好，進而希望他人也一同配合，比如衣服一定要怎麼分類，書包一定要怎麼收，當身旁的人沒做好時，便容易感到焦慮或生氣，有時自己發完脾氣後還會懊惱，讓與他相處的人也會倍感壓力。

　　我時常會提醒朋友，有時也要放過自己，雖然井然有序看

起來很舒服，或是那樣的做事方法的確比較有效率，不過每個人在意的點就是不一樣。雖然願意彼此配合，但就是會忘記，偶爾放鬆一下也沒關係嘛！

　　人生不就是要學習平衡嗎？完美中就是會有不完美，偶爾承認自己的不完美，你會發現生活會更自在、更快樂一點。

芳香療心室

當你抽到「葡萄柚精油」時……

關於自我

你找到了內在真正輕鬆自在的自己了嗎？你的美好無須符合世俗的標準、社會的定義，因為你的存在，已經很美好。當你對此有所體認，你就能感受到葡萄柚所要訴說的幸福與快樂。

關於關係

每個人都用自己的方式活著，才能成就人世間的五彩繽紛，當大家都一樣時，便成了一成不變的無聊環境。你期待他人成為你心目中的樣子，就如同你太在意別人怎麼看你，別把這樣的壓力加在你所愛的人身上。

關於困境

有時對自我有高度的期許，也會要求身旁的人達到標準，當今天自己做不好，或是身旁的人沒做好時，便會陷入強烈的挫折感與自我責備所產生的焦躁與憤怒。當我們真正地學會了接納好與壞的自己，才會真正懂得什麼是愛自己，不是用坊間「好」的定義，這樣你才能重新獲得內心自在的快樂。

4

深諳生活苦樂

Bergamot 這個名字長期被誤譯為佛手柑，實際上它的中文名稱應該為
香檸檬，在臺灣俗稱的佛手柑（*Citrus medica var. sarcodactylis*）和香檸檬
是柑橘類水果中截然不同的兩個品種。

香檸檬有著非常細緻且含蓄又有層次的果香，富含經濟價值。伯爵茶
（Earl Grey Tea）就是由香檸檬及茶葉混合而成，因此有著柑橘的特殊
清香。

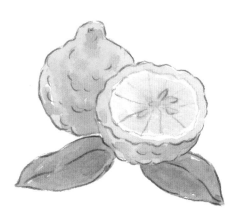

香檸檬（佛手柑[*]）

學名	*Citrus bergamia*
基礎性格	喜樂、平衡、善解人意
用以激發正面特質	體貼、溫暖、樂觀、和諧
用以平衡負面特質	悲傷、憂鬱、空虛、情緒失衡

* 因佛手柑爲大多數人熟悉使用的名字，故仍列出，但香檸檬和佛手柑兩者爲不同品種。

Bergamot

人格側寫

不同於其他柑橘類直接而明亮，在各種柑橘類的精油中，香檸檬就像是在幼兒園中的老師，帶著溫暖陽光氣息，在旁照看著這群柑橘類孩子。

當你細細品嘗香檸檬的香氣時，彷彿走進一條長廊般，進入溫婉的柑橘香氣中，慢慢地感受到微微的辛，再往前走，空氣中又傳來一點苦澀，最後又飄來一抹幽微的花香。

他們的個性溫暖又善解人意，完全懂得人生的苦與樂，但卻也時時保持正向與初心。當你需要一個很好的陪伴者、同理者，香檸檬絕對是不二之選。在他們面前，你可以盡情傾吐，他們絕對能給你溫暖的擁抱與理解。

也難怪香檸檬常是芳療師們在照護有憂鬱問題的個案時的首選精油，因為香檸檬就像個令人安心又溫暖的心理關懷師一樣，在他們面前可以真實地表現自己內在的軟弱、悲傷、憤怒。

還記得偶像劇《我可能不會愛你》中的大仁哥嗎？先不管李大仁對程又青的深情，但相信當時許多追劇的女性朋友們，應該都想找到現實生活中的大仁哥。撇開愛情，你身旁也有一位這樣的朋友嗎？在你悲傷、生氣時都能接住你的情緒，給你最適當的回應與陪伴。有時還兼當生命的導師，一句話就能讓你突然想通了、長大了。還找不到大仁哥的你，就先用用香檸檬吧！

Story of
Bergamot

　　香檸檬常常是大家的情緒垃圾桶兼心靈導師，當你需要一個傾吐對象時，他們絕對是最佳選擇。

　　來學習芳療的同學中有不少人是具有這樣特質的，時常會有許多香檸檬的同學會問我：「一直接收別人的負面情緒，你難道不會被影響到嗎？」

　　有愛、有溫度、願意接納和給予的香檸檬，在大多時候都能維持在很正向的狀態，因為他們也懂得釋放內心的壓力，但偶爾也是會遇到情緒的暴風雨，當負面的情緒與壓力來不及釋放，超過他們的負荷時，你不難感受到原本臉上總是掛著暖暖微笑的他們，失去了光芒與微笑。

　　在他們背上彷彿默默地扛了千斤的重擔，這段時間在他們的內心中也會不斷地翻攪、起伏不定、低落沮喪，直到他們將心中的情緒釋放出來，或者找到解決答案，內心的溫暖才會重新燃起。

　　許多心理師與輔導老師就像香檸檬一樣，很多人都認為心

理師的心理就不會生病受傷。其實大家都一樣，是吃著五穀雜糧的普通人，一樣有七情六慾，但他們承接了更多人的情緒，所以定期的釋放與照顧自己的內心就更加重要。

　　記得要找到倒情緒垃圾的方法，不管是可以傾吐的人，還是寵物，透過書寫文字來抒發，甚至是禱告，到海邊大喊等等。

　　我和大家一樣經歷各種浮浮沉沉的情緒，很幸運的是，我找到了情緒出口，才能讓我的心一直有空間，讓大家把情緒倒進來。

芳香療心室

當你抽到「香檸檬精油」時……

關於自我

在人生的道路上你懂得有苦有甜，才是生活，談生活、談苦痛你絕對懂，但要維持內心中的溫暖，有時不只有清空釋出，如果有什麼能讓生命維持熱情與能量，請勇往直前吧！

關於關係

如果你已經發現對方已經造成自己很大的壓力了，請適時地表達彼此的界線，必要時或許需要中止關係，不是每個人你都要給予幫助。

關於困境

當你進入生命中的雨季時，容易壓抑自己內在的困擾，除了需要找到能為你遮雨，或是吹散烏雲的方法，香檸檬精油也能幫助你打開並照亮內心，選擇面對悲傷而不是逃避，透過光芒找到生命中的出口。

5

真實與自在

在臺灣很多人對山雞椒的名稱會感到陌生，但說起另一個名字「馬告」，就會恍然大悟。山雞椒正是原住民料理中常見的香料，也稱「山胡椒」，除了入菜以外，原住民也將其作為天然藥材，緩解宿醉及頭痛，早期肉品使用山雞椒醃漬後也能增加保存的效果。

在原住民部落流傳這樣的故事，相傳人類與祖靈原本生活在同一個地方，相處得非常融洽，也會相互扶持與幫助。後來人類觸怒了祖靈，祖靈不再幫助人類，但為了要讓人類能繼續生存下去，在離開前留下了山雞椒，可以保存食物，也能當作藥物，讓人們免於挨餓。

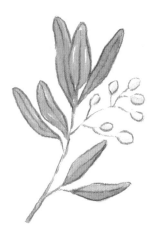

山雞椒

學名	*Litsea cubeba*
基礎性格	充滿能量、活力、自在
用以激發正面特質	熱情、有趣、活力、豁達、有動力
用以平衡負面特質	焦慮不安、慌亂、空虛、寂寞

May Chang

人格側寫

　　山雞椒除了具有果實類的特質外，也具有香料類的個性。山雞椒也是喜陽生長，所以精油一樣充滿了陽光能量，開開心心、自由自在、活力充沛的樣子，令人印象深刻。加上香料活在當下的特質，讓山雞椒在生活中總是充滿熱情地追求生命的目標與夢想，不會被世俗的眼光評價所影響，全心追尋自己的價值。

　　當然，他們有時也會因為現實遭遇到的挫折而停滯腳步，但天性豁達的他們看待難關，通常會很快地「船到橋頭自然直」。與其現在煩惱，不如先好好吃頓飯或是好好睡個覺，明天一早再來解決，待時機到了，很快就能把握住機會，重新振作起來。

　　因近期的戲劇節目《媽，別鬧了！》，讓不少人重新認識比莉。

　　小時候，我對她的印象是個走在時代的尖端、有個人風格、全身豹紋的女藝人，在節目上總能看到她開心地舞動自我。

　　經歷不順遂的婚姻與罹癌，她又開始拍戲、與兒子翻唱這首當年的神曲《什麼都不必說》。重新回歸螢光幕前的她，一樣有莫名的喜感與爽朗的笑聲。

　　看到她拍片的花絮、與兒子工作時的側拍，比莉就像充滿活力、熱情與樂觀的山雞椒，看不出人生道路上也經歷許多的困難，歲月並沒有改變她的本質，讓人看到更多屬於比莉人生精彩的能量。

Story of May Chang

在公家機關工作了七年的小玫，在工作上的表現不算突出也不算差，個性活潑有趣的她，也是辦公室裡的開心果，人緣挺好的，對於大多數的人來說，有穩定又不算低薪的工作是值得羨慕的，但總覺得她不是真正的快樂。

當她抽到山雞椒時，我問她：「現在的生活是你想要的嗎？」

她說：「好像也沒什麼不好，以一般出社會工作能領這樣的薪水算是不錯」

「只是，這樣的生活好像少了點什麼，有點無聊，日復一日的生活到底是為了什麼呢？」

我想我看到她不是真正開心的原因了。山雞椒是很需要有趣、自在的生活，如果在一個框架過多的地方，無法讓山雞椒自由施展自己真正的才能，也無法從生活中獲得樂趣與成就，久而久之他們就會失去人生的夢想。

什麼是你人生想要的呢？對你來說有點無趣的工作但薪水

不錯，或是很有趣也很有挑戰的工作，但薪水不穩定？哪個是你想要的？

　　大多數的人很難找到自己很有興趣又能賺錢的工作，如果是這樣，是否能在工作之餘完成自己有興趣的事呢？或是就大膽地去追求自己的夢想呢？哪個在你的人生中，回頭看時不會感到遺憾呢？

　　如果你還在找尋，不如就用山雞椒來幫助你找到內心中真實的心之所向吧！

芳香療心室

當你抽到「山雞椒精油」時⋯⋯

關於自我

有時在框架中你會感到壓抑無法自在，你可以想想是否真正的開心，是否能感受到成就感，做什麼事的時候會讓你興奮與感動，從自己的「心」去感受，相信你會找到點燃熱情的動力。

關於關係

每個人都會有自己認為對的、好的選擇，在決定前，多聽聽不同人的想法將有助於釐清你的困惑。但人生的決定權在你身上，當然也要懂得為自己的決定負責。

關於困境

在困境中請擺脫自憐、自怨自艾的思考模式，人生的快樂可以自己決定，在無趣中也可以自己創造樂趣，也可以選擇跳脫無趣的生活。人生沒有應該要活成什麼樣子，對山雞椒來說有趣與自在，或許會是生命中最重要的小事。

LEAF

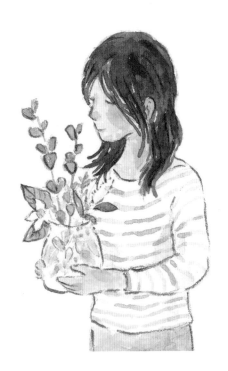

每片葉子就像自動化的發電廠一樣，會隨著環境的變化及自身的需要，調整運轉的方式，製造充足的養分以維持生命。

葉子行光合作用時，除了產生植物所需的養分之外，也為大自然排出氧氣。即使當葉片掉落了，也能成為小蟲的食物，腐爛在泥土裡，變成大樹可以吸收的養分。葉子就是不斷地為植物、為大自然提供養分的重要部位。

1

能者多勞

藍膠尤加利葉會分泌一種有毒物質防止其他昆蟲咬食，因為沒有昆蟲及其他植物相伴，又被稱為「孤獨樹」。藍膠尤加利葉的種子厚實堅硬，動物和昆蟲不容易嚼食，細菌也難以分解，即使遇上乾旱，種子都可以保存好幾年，是一種在惡劣環境下仍充滿生命力的植物。當地人們也會焚燒尤加利樹來驅蟲、清潔四周環境、預防傳染疾病。

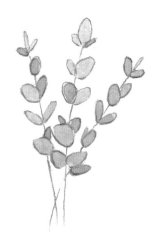

藍膠尤加利

學名	*Eucalyptus globulus*
基礎性格	精力充沛、冷靜、冒險精神
用以激發正面特質	有邏輯的思考、理性、守規則、踏實、內斂
用以平衡負面特質	感情用事、好爭辯、思緒雜亂、情緒失衡

Eucalyptus Globulus

人格側寫

　　藍膠尤加利是一群很有計畫的人，大多冷靜、理智。他們突然做出的舉動，背後其實都有深思過。他們腦袋清楚、有條有理，亦是遵循SOP的一群人。

　　在工作伙伴中有藍膠尤加利，不論是行政流程、製表方面的困難都可以找他們，是很值得信賴的伙伴。藍膠尤加利也對應了脈輪中喉輪的部位，在公事上大多都能保持良好的溝通，但對於自己情緒的問題較不易表達。面對這樣的問題時，常會出現「有話說不出口」的狀況，若無法適時地溝通、排解心中的怨氣，有可能導致情緒失衡與思緒雜亂。

　　會計師、醫生、護理師、律師等工作，因為需要冷靜、清晰思慮與嚴守規則，都滿適合藍膠尤加利的人。

　　連續第八年獲選讀者文摘「最受信賴電視新聞／時事節目主持人」的謝震武，許多人對他的印象，是在螢光幕前說話得體、舉止溫文、充滿自信，更具備了冷靜與邏輯的樣貌。在多元的角色切換中，他展現了俐落、條理分明的律師特質，將分分秒秒發揮到最高效益。

　　多數的藍膠尤加利在生活中都能展現熱情與動力，也因他們的能力相當優秀，所以背負了許多責任，這大概就是生活中會遇到的「能者多勞」型的人。不過要注意在工作與生活中找到平衡，不然不僅會消耗對生活的熱情，也可能造成身體上的問題。

Story of
Eucalyptus Globulus

　　我曾與一位同仁共事，每當我忘了行政上的某個細節時，或製表上有問題時，問他就對了。當公司運作出現了問題，他們不會是最快出聲建議的人，通常他們會先冷靜，思考其中的問題與解決的方法，過了一會兒，便會給出一個相當有建設性的解決方案。在老闆和同事間都是很重要的存在，因為大大小小的事找他們就對了，他們也從中獲得不少成就感，久而久之，在公司裡就變成「能者多勞」的存在。

　　因為很少向人透露內心的感受，若沒有適時釋放背負在身上的壓力，他們便會變得暴躁易怒，讓身旁的人錯愕。不過，就像洩洪一般，當情緒傾瀉而出後，很快就恢復了。

　　生長在澳洲的尤加利樹，為了適應乾旱炎熱的夏季，遭遇到森林大火時，尤加利葉富含的精油可以快速地將火勢引導到上方，使得樹根不被火所傷害，當雨季來臨時，尤加利樹就可以快速重新生長。如同在現實社會中所遇到的困難，他們都有能力一一克服，展現堅強的生命力。

或許有時與藍膠尤加利相處時，你會搞不太懂他們在想什麼，因為他們不擅長展現內在的情感與想法，但你可以相信，他們是一群樂於助人又正直的人，只要能練習開啟喉輪，你會發現他們是不可多得的好伙伴。

芳香療心室

當你抽到「藍膠尤加利精油」時……

關於自我

很有能力與責任心的你，對工作與生活中的大小事通常一肩扛起。

記住平衡才能讓你維持在明朗開闊的狀態，身心協調時，你會擁有許多力量面對生活中的大小事。

關於關係

人與人的相處相較於文書作業、SOP 流程複雜許多，許多想法若不說，你沒辦法讓對方知道，練習溝通和表達，會是藍膠尤加利在各種關係中要面對的課題。

關於困境

當你覺得生命中有著太多的事情，都要一一付出心力，感受到筋疲力盡的時候，藍膠尤加利可以幫助你用另一個清晰的角度看事件，以一個全新的方法去回應。

2

最佳綠葉

10 世紀左右，阿拉伯人開始於地中海沿岸栽種苦橙樹，香氣迷人的苦
橙花可以製成橙花精油，而苦橙葉片及嫩枝可以萃出苦橙葉精油，果實
則可萃取出苦橙精油。

苦橙葉不如橙花嬌貴，不如苦橙討喜，認分的在苦橙樹上製造養分，因
為他們清楚知道自己的責任是什麼，即便是綠葉，但獨樹一格的特質也
讓他們成為「最佳綠葉」。

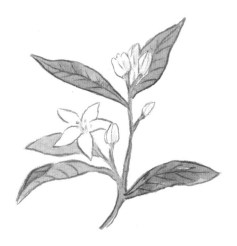

苦橙葉

學名	*Citrus aurantium*
基礎性格	穩定、井然有序、細心、樂觀
用以激發正面特質	和諧、放鬆、穩定、愉悅、平衡
用以平衡負面特質	失衡、疲憊、悲觀、沮喪

Petitgrain

人格側寫

苦橙葉的前後味分別是帶苦的枝葉與清甜的花香味，就像是理性與感性的綜合體。當然細聞還會有不同氣味的呈現，但通常這種第一印象會有明顯不同調性的精油，通常都會有滿好的平衡效果。

對我來說，苦橙葉就像是男與女的融合，外表陽剛，內心溫柔。我發現有許多自律神經失調的人，很容易抓到這支精油，或許苦橙葉就是想幫助人們回復平衡的狀態。

大多的苦橙葉給人的第一印象都是沉穩、理性、嚴謹，這可能與過去經歷相關。但在內心的另一面是溫暖可愛的赤子之心，只是大多時候他們會將現實的考量放在第一位。你會發現他們是一群認真生活的人，在平衡的狀態下，他們會從生活中找到意義與樂趣，但當他們失衡時，苦橙葉的苦會占滿他們的生活。

大家還記得在 2010 年獲得《時代雜誌》百大影響力人物殊榮的陳樹菊阿嬤嗎？她從小在市場賣菜，扛起一家的生計，協助兄長進修學業，並將弟弟們撫養成人。過程中她曾經非常痛恨社會的現實，透過信仰的幫助放下痛苦與仇恨，並開始投入公益。

樹菊阿嬤一輩子平凡、認分地過日子，並不是為了要成為多優秀的人，或是讓自己過上好日子。不追求光環，只需要安穩、平凡地度日，對她來說，無私的善行只是做她認為正確的事。

這些真實但卻不平凡的故事，常會出現在這些最佳綠葉身上，每位苦橙葉都有自己的獨特價值。

Story of
Petitgrain

　　有次好朋友帶了一位友人來找我，當天就讓她嘗試了精油抓週，當我分析到第三支苦橙葉精油時，她的眼淚就默默地流了下來。

　　她是家中的長女，從小就負起照顧弟弟妹妹的工作，因家中經濟狀態的需要，很早就放棄升學，開始工作賺錢分擔家計。如同苦橙葉一樣，努力扛起葉片製造養分的責任，但大家總把目光都先放在橙花或苦橙上，對於苦橙葉的努力付出都覺得是應該的。

　　讓她難過的是，她不要求回報，也覺得這是她的責任，但是家人卻覺得理所當然。即使弟妹都出社會了，養家的壓力仍放在她的身上，現在她也有了自己的家庭，但家裡無窮盡的要求，常讓她覺得為什麼原生家庭不肯放過她呢？

　　這個真的是很難解開的牽絆，但我想要告訴苦橙葉，過去的付出與努力或許不需透過他人的肯定，但你一定要懂得肯定自己的價值。

過去對家人無私的付出真的是很不容易，你也盡了身為長姐的義務了，未來，要多為自己而活。

　　當然這份牽絆不可能說放下就放下，但要記得不要太勉強自己，這世上沒有誰絕對應該做什麼樣的事。或許為自己心愛的人付出，是你生命中很重要的事，但要記得從中找到平衡，並認同與肯定自己的價值。

　　對苦橙葉而言，這種狀況不會只出現在家庭間，有時在職場上亦可能出現。

芳香療心室

當你抽到「苦橙葉精油」時⋯⋯

關於自我

生活方式是一種選擇，沒有最完美的，只有最適合個人的。

精彩絢爛也好，平凡樸實也好，對每個人來說，都有不同的意義。能夠甘於平凡，或許也是一種勇氣的展現。

關於關係

這世上沒有誰能夠定義你成為什麼樣的人、該做什麼事。

為了維持關係，你已盡了心去努力，或許你是最佳綠葉，但有時也要成為自己的主角，才能讓油亮的綠葉不斷長出。

關於困境

苦橙葉具有雲淡風輕的效果，可讓人打破和減輕對自己要求太高的壓力，透過順應自己的特質，慢慢地打破疆界。記住，太在意別人對自己的評價會失去自我，最重要的是你應該也要肯定與喜歡自己。

3

人小志氣高

有很多人會誤以為茶樹是臺灣農民栽種的山茶科茶樹，事實上，澳洲茶樹精油是從桃金孃科的茶樹萃取出來的。澳洲的原住民會用這種白色脫皮的樹的葉片，製成茶來喝，所以也被稱為「茶樹」，它和白千層一樣都是桃金孃科的植物，正確的名稱應為「互葉白千層」，當地人也會大量運用茶樹的樹葉來治療傷口。

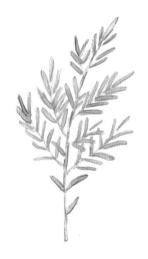

澳洲茶樹

學名	*Melaleuca alternifolia*
基礎性格	善解人意、信心、意志力
用以激發正面特質	接納、包容、隨遇而安、韌性
用以平衡負面特質	孤單、冷漠、失去耐心、混亂

Tea tree

人格側寫

　　桃金孃科白千層屬的澳洲茶樹，具白千層屬植物會不斷剝落樹皮的特性，具有良好的再生與更新的特質。澳洲茶樹是其中較為矮小的一種，外觀上也較不起眼，不過適應力很好。在不同的環境中，通常他們都擁有不錯的適應力，看似與世浮沉，但內心很清楚自己是誰，想要的是什麼！

　　他們是那種在自己的世界裡慢慢努力的人，能力表現上不是最受人矚目的，在人群中也常常被淹沒或忽略，但他們很清楚知道有時光環只是一時，也清楚知道自己的價值所在，不會過度表現，安分守己地站在自己的崗位上。

　　私下的他們很喜歡探索、吸收新的事物，在瞬息萬變的社會中不會脫節、也不會迷失自己，在心中有屬於自己人生的信念。

　　2020 年 9 月突然驟逝的藝人小鬼黃鴻升，在《綜藝玩很大》的節目中，與 KID 分別為隊長並比賽對戰。在節目中 KID 是會帶領全隊，以取得勝利為目標，會給隊員壓力的隊長；而小鬼則是暖男型的隊長。

　　戰績上，KID 的成績當然漂亮許多，小鬼的帶領方式也曾被觀眾詬病，無法帶領隊員得勝。雖然面對不少批評，但是小鬼始終有自己的做法，敬業又照顧隊員的態度，贏得不少觀眾的支持。

Story of
Tea tree

　　我時常遇到能量被耗盡的人抽到澳洲茶樹精油，他們的外在表現通常是疲憊或是思緒有點混亂狀態。

　　多數狀態良好的茶樹，通常能保持理性、思緒清楚地判斷所面對的事情，面對困境也很有韌性不容易放棄。但也因為他們的韌性，有時會過度承擔。這樣的人就像我們口中所說的便利貼女孩一樣，沒有太多的野心，不太突顯自己的優勢，但在工作上又是不可或缺的角色，等有一天少了他，你才會發現他有多好。

　　有時因為先天的條件或教養，讓他們對自己較沒信心，也不太會為自己發聲或爭取。其實他們是很有能力的一群人，也願意付出一己所長，但是若長期不被肯定重視，或是工作量已經超出負荷，讓身心感到疲憊時，會讓他們認為自己的努力與付出是無意義的，無法肯定自己，失去信念與方向。此時會出現混雜的思緒不斷縈繞在腦袋中，即使有休息也覺得累，也可能會有失眠的狀況。

澳洲茶樹可以承接新的挑戰或壓力，大多時候，你會覺得他們挺有韌性的，但過度的壓力會讓他們失去耐心與包容，也會讓他們失去了方向。

　　澳洲茶樹具有良好的抗菌清潔的效果，同樣地也能清除在內心中煩雜的思緒，幫助我們面對現實中所帶來的紛擾，並帶來旺盛的生命力和更新的力量，重拾自己的信念，讓我們不至於迷失在這世界。

芳香療心室

當你抽到「澳洲茶樹精油」時……

關於自我

即使覺得自己渺小不起眼,但要時時提醒自己,每個人的存在,都有他的重要性與獨特性,只要不斷努力與成長,總有一天,你也會成為期待中的自己。

關於關係

人與人之間都有界線存在,擁有很大的接納與包容力的你,要記得適時地學習表明自己的立場與界線,才不會因為負荷過度而失衡。

關於困境

在困境中失去了耐心,失去了傾聽的包容,混亂不清的思緒,讓你無法看清前行的道路。澳洲茶樹會為我們帶來耐心,看清問題,不迷失自我,在挫折中成長為更加堅強茁壯的自己。

4

穩定前行的力量

絲柏的拉丁學名 *Cupressus sempervirens* 指的是「常綠、常青」的意思，代
表靈魂的永生。在歐洲，絲柏也是一種墓園常見的樹，直挺的樹影，像
是對先人無限的思念，也象徵著靈魂的永生。

梵谷晚期畫作中時常出現絲柏的身影，儘管當時梵谷受到病痛的折磨，
但他在大自然的啟發中創作，讓他感受到上帝創造大自然的愛與生命。
在創作的過程中，他能夠找到安穩自己、對抗疾病的力量，以及對於藝
術的熱愛。

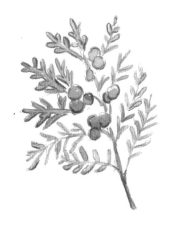

絲柏

學名	*Cupressus sempervirens*
基礎性格	智慧、正直、直率、堅定
用以激發正面特質	真誠、沉穩、堅強、穩定
用以平衡負面特質	偏見、情緒不穩、恐懼、膽小

Cypress

人格側寫

　　絲柏除了有葉片的清晰思緒外，也具有木質的沉穩安定感，有時你會覺得他們有點距離，但當你與他深交後，會感到他內心的溫暖與力量。他們不是主動熱情的人，即使在熱鬧的場中，他們可能也是在旁看著大家玩樂的那個人。

　　雖然他們大多時候都很理性，但對於自己心愛的人、事、物用情至深，對於他們所愛的，會想給對方最安穩環境，對於他們想做的事也會用盡全力去完成。

　　在古裝劇《琅琊榜》中，胡歌所飾演梅長蘇一角，就如同絲柏一樣聰明、穩定又有力量。劇中他為了幫助靖王成為儲君，並為了祁王及赤焰軍復仇雪冤，以不同的姿態出現在眾人之前。透過他的謀略、沉穩應對，最終完成內心所想的大業。

　　有時絲柏會過度沉溺在某種情緒當中，無法自拔，或是過度執著內心所想的理想與目標，當這個理想與目標太遙不可及，反而會讓他們無法往前走。其實前方的道路有很多，並非只有一條路可以通行，當你努力過了，卻無法往前走了，是否轉個彎，也許又能邁開步伐往前進了呢！

Story of
Cypress

面對分離失落時，你也和她一樣嗎？

在外商公司擔任主管的她，在上司和同事眼中是個很有工作能力又內斂的人，許多人對她的印象都很正向，感覺大風大浪她都遇過了，還能讓大浪平穩下來。

直到有一天，她用了絲柏精油泡澡後，卻在浴缸中莫名哭了起來，久久不能自己，她問我為什麼用精油會突然失控？

我問她：「生命中的每個離別，你都有好好療傷嗎？」

一開始，她不太能理解。我跟她說，通常我們認為的離別可能是生死的離別，但也可能是一段關係的離別。她才想到前一段感情，走了五年的感情，原本以為在平穩的關係下應該會有結果，但最後她還是被捨棄了。

沒時間難過太久，因為工作很忙，用大量的工作掩蓋自己內心所受的傷，在繁忙的工作中，她覺得自己少了靈魂，好像無法真正的開心，原來心裡的那道傷痕一直沒有修復。

絲柏有帶動淋巴氣血循環的效果，亦能對停滯的心緒帶來

流動，而有如雨後森林清新的針葉香氣，能帶給情緒低落和失去人生方向的人精神上的支持。

當我們面對失落與人生的轉變時，絲柏能帶來堅定的力量，清楚的思緒，重新找到往前走的方向與力量；並且穩定心緒，堅定又安全地走過低谷。

就像在梵谷的畫作，隨著星星的光亮，跟著絲柏找出人生的方向吧！

芳香療心室

當你抽到「絲柏精油」時……

關於自我

生命如同流水一樣不斷地流動，有時也會遇到阻滯、無法往前的狀況，你可能會感到不安與迷惘，記得可以放慢腳步，但還是要前進，它能伴著你找到人生自在的道路。

關於關係

面對你所重視的關係，你總會認真用力的付出，但並不是所有的關係都能伴著彼此走到最後。有的人會先轉彎，有的人會先到終點，別忘了，這些關係都會成為永恆的回憶。請記住美好的，並修復傷痕，因為你依然會繼續人生的道路，也會在路上遇到更多的美好。

關於困境

逝去的無法重回，曾經的記憶無法抹滅，也可能成為埋在內心深處不想觸碰的傷痛。自在的邁開步伐往前進，絲柏能讓我們感到安全、被支持，找到前進的方向。

5

更新蛻變

綠花白千層是一種大量野生於澳洲的大樹，有像灌木的葉片和黃色的花朵。白千層屬的樹皮會不斷更替，生長也很快速。

事實上，綠花白千層是滿強勢的一種植物，在澳洲因為氣候與昆蟲，讓綠花白千層維持平衡的數量，不過當它移居他處，少了大火與昆蟲的威脅，強大的生命力與侵犯性，往往會讓當地原生的植物備受威脅。

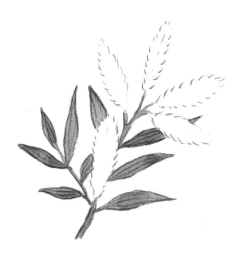

綠花白千層

學名	*Melaleuca quinquenervia*
基礎性格	理性、思慮清新、溫暖、富創造力
用以激發正面特質	靈敏、性喜革新、充滿活力、想像力
用以平衡負面特質	思緒枯竭、停滯、固執、無法突破與創新

Niaouli

人格側寫

　　白千層屬的植物被稱為剝皮樹，臺灣種植了不少剝皮樹，在臺灣大學和師範大學一帶都很常見，和綠花白千層是同一家族的成員。

　　綠花白千層的人不喜歡一成不變，即使面對穩定的生活，他們也會不斷地吸收新的資訊。現在網路上流行什麼、熱門話題、新知、新的技能等等，都是吸引他們維持對生活充滿熱情的動力。這讓他們覺得有趣，對生涯也是有幫助的，畢竟綠花白千層還是有葉片的特質，在現實生存為主軸的思考下，他們做的事不會只是為了好玩有趣而已。

　　綠花白千層很適合從事創意和行銷類型的工作，他們很能適應不斷改變的社會，跟得上時代的轉變，當他們遭遇到困難與挫折時，除了適應能力外，還能在困境中蛻變重生，堪稱是精油界「打不死的小強」，展現強大的生命力。

　　網路節目《木曜四超玩》當中的主持人之一邰智源，以往在電視螢光幕前有鮮明的形象與地位。很難讓人想到在演藝界德高望重的他，在結束電視節目，面對有如對中年失業的狀況時，選擇了轉戰網路節目。

　　當時他大可往中國發展，但他卻選擇了正在起步的網路節目，因為他發現電視節目正在萎縮，也想透過不同的方式做自己喜歡的事。他說很多演藝界的老前輩無法離開電視界，是因為怕失敗，但他不怕失敗，失敗就算了。在網路節目中的他，也把過去在電視圈的自己抹去，用全新的自己去配合網路節目，翻身為木曜最強阿公。

Story of
Niaouli

　我遇過許多做創意或行銷的朋友，很容易抽到綠花白千層，通常都正處於壓力挺大的狀態。思緒或靈感卡住，做出來的成品自己也不滿意，無趣又沒有新意。有時還會跟我說，自己已經江郎才盡了，想不出什麼好東西了。

　有時也會遇到一些人，可能是跟不上公司的新政策、新腳步，不能理解為什麼要改變。當別人都在變的時候，自己不願意跟著改變，會讓自己變得很痛苦，也停滯不前。

　綠花白千層特別適合讓思緒或靈感卡住、無法創新的人使用。清新醒腦的氣味能夠喚醒混沌的思緒，幫助你釐清目前所遭遇到的現況，在困境之中，重新找到新的方向自我突破。

　平時，如果你想要改變、想要嶄新的自己，或是覺得思緒

卡住了，也都很適合使用綠花白千層。我在創作的過程中，也時常覺得腦袋要枯竭了，就會使用綠花白千層，讓我注入新的力量，維持清晰、流動的思緒，才能有源源不絕的能量，與大家分享不同的人生故事。

芳香療心室

當你抽到「綠花白千層精油」時……

關於自我

多體驗、多學習、多觀察、多玩樂，對於綠花白千層是很重要的養分，豐富生活體驗，能讓你不被時代的進步所淘汰，也會讓你更清楚自己想要的是什麼。

關於關係

聰明靈活的綠花白千層有時會沉溺在完成目標，有時會讓人覺得只是商業的合作關係。要記住不只是「打到人」，而是要「打動人」，你會有更多的收穫。

關於困境

想擺脫生活的陰霾猜忌，在現實的環境中找尋自我，綠花白千層能幫助你回歸內在的中心。當你有停滯不前的思緒或任何卡住的狀況，透過深度的新陳代謝能讓人煥然一新，求新求變。

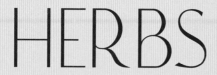

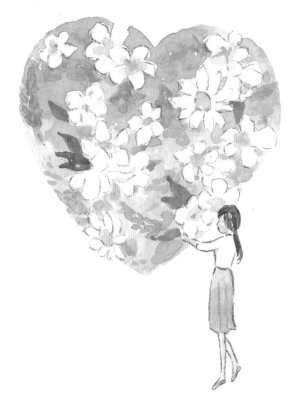

藥草（藥用植物）自古以來一直是人類的保健方式，也奠定了現代醫藥發展。能提煉製作成精油的植物都能稱為藥用植物。在此分類介紹的「藥草」，指的是由多個植物部位所萃取而成，通常會包含葉子、花朵頂端及莖等，也是我們日常生活熟知，在料理或是茶飲中時常運用到的種類。人們透過簡單的使用方式，就能感受到這些藥草的療癒效果。

1

充滿母愛

人類使用薰衣草的歷史已長達數千年，薰衣草的英文名字是從拉丁文
「清洗」（lavare）而來，不過洗滌的不僅僅是身體，同時還有心靈。
當擁有了淨化後的清明心靈，自然有勇氣迎向明天的挑戰。

在歐洲的民間傳統中，它被視為一種有用的創傷藥草，以及用於兒童的
驅蟲藥。至今，許多精油相關的研究也都會使用薰衣草，可見其廣泛的
療效與安全性，也是芳療必學的萬用精油。

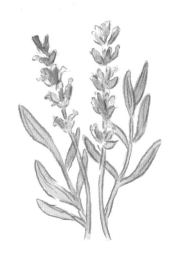

真正薰衣草

學名	*Lavandula angustifolia*
基礎性格	溫暖、有同理心、奉獻
用以激發正面特質	平衡、安全感、穩定、自覺
用以平衡負面特質	焦慮、憂心、緊張、失衡

Lavender True

人格側寫

　　真正薰衣草又有「精油之母」的稱號，我常形容薰衣草就好像媽媽一樣，不管什麼大小事，只要請媽媽幫忙，她都會盡其所能的完成。

　　你會發現她們總是把家人、工作、家事擺在自己前面，因為她們天性就是很喜歡幫助別人、照顧別人，也能在這樣的助人之下獲得喜悅與成就感。但往往會忘了照顧自己，通常在身心疲累的狀況下，才會驚覺到真的好累，自己在哪裡呢？

　　身旁有薰衣草特質的人是很幸運的，因為他絕對會是神隊友，總是不吝嗇地對他人伸出援手，當你有心事或情緒時，他們也會是很好的傾聽者。

　　常扮演照顧者角色的薰衣草，其實不太會向別人求救，也不太說出內心的困擾與情緒。因為擔心這些話會傷害別人，或是破壞了原本的關係，所以通常會放在心裡或選擇自己消化。但隨著情緒的累積，自己也會出現失衡的狀態，情緒可能會有很大的起伏，或是出現慢性疼痛，如偏頭痛等問題。

　　除了媽媽，從事助人者工作的人都很容易擁有薰衣草特質，像是護理人員、社工師、輔導員等。

Story of Lavender True

許多來學習芳療的學員很容易抽到薰衣草精油，因為不少喜愛芳療的人都有著想幫助他人的心，可能還有點雞婆的個性。喜歡幫助別人，或是不知道怎麼拒絕別人，總是在忙別人的事，把自己放在最後面。

有的媽媽總把家人、孩子擺在第一位，喜歡照顧自己心愛的人，也花很多心思在這上面。有時聽到孩子稱讚媽媽做菜好吃，或是老公回來覺得老婆總是很貼心，光是這樣，就能讓薰衣草覺得開心、覺得幸福，也有持續下去的動力。

但若是付出變成理所當然，或是沒有適度的休息，總是燃燒自己、照亮別人的薰衣草，也會有燃燒殆盡的時候。我總是會提醒他們，要照顧好別人之前，也要把自己照顧好，才有辦法好好地照顧別人。

有時需要量力而為，也要多想想自己想要什麼，在繁忙的生活中給自己一點小確幸，這樣才能保有滿滿的能量，才有辦法繼續去幫助別人。

如果你身旁也有薰衣草這樣的好伙伴，請好好珍惜，偶爾給他們一點鼓勵與認同，就能給他能量，有時換你幫他們做些事，也能讓他們感動不已。

　　愛的給予是互相的，有時不只有獲得別人的愛，自己對自己的愛也是很重要的，充滿愛的薰衣草要記得，多放一點愛在自己身上，才能有源源不斷愛人的能力。

芳香療心室

當你抽到「真正薰衣草精油」時……

關於自我

照顧他人或許可以讓你獲得許多成就感與存在的意義，但別忘了，要先把自己照顧好，才有更多的能量去照顧別人。多愛自己，是你人生很重要的課題。進一步可以想想，為什麼你的成就需要來自別人的肯定呢？

關於關係

你總能給心愛的人無微不至的愛，但有時這樣的愛，不見得會是對方想要的，也可能阻礙他們的成長，適時的放手調整愛人、照顧人的方式，也能讓自己有更多的時間照顧好自己。

關於困境

也許你總是溫柔地看護著別人，照顧別人的需要，當自己身心已經無法負荷時，就應該先停止付出。薰衣草溫柔的香氣能安撫、放鬆你的身心，愛人的方式有許多種，有時放手讓他長大也是一種愛。

2

愛人無極限

傳說中，回教的先知穆罕默德在逃亡期間，有一天在河邊洗完衣服後，將衣服晾在河邊的草地上，因為太過疲憊不知不覺的睡著了。當他醒來後，被大片散發著濃郁的芳香紅花所包圍，原來這些花是上天賜給穆罕默德的禮物，這也是天竺葵花語的由來──「偶然的相遇，幸福就在你身邊」。在臺灣的花市，常見的「防蚊草」，其實就是天竺葵喔！

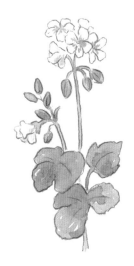

天竺葵

學名	*Pelargonium graveolens*
基礎性格	和諧、感性、關愛
用以激發正面特質	友愛、親切、母愛、善良、寬容
用以平衡負面特質	受創、不安、焦慮、沮喪、緊張

Geranium

人格側寫

天竺葵有「窮人的玫瑰」之稱，雖然氣味上會有類似玫瑰的香氣，但兩者還是有很大的不同。天竺葵除了溫柔明亮的花香味之外，帶著青草的香氣，就像大學生或剛出社會的女孩，清新單純、有點迷惘，但對未來又有些期待、無懼的感覺，而玫瑰則是已經進入輕熟女的沉穩。

同樣有助人特質的天竺葵，相較於像媽媽的薰衣草，他們更像是你相知相惜多年的閨密。了解你的一顰一笑，當你不開心時，知道用什麼方法讓你安定下來。

天竺葵的情感容易被觸動，看電視會跟著劇情起伏；聽到朋友的不如意會跟著生氣、難過；看到別人過得很辛苦，會為他擔心想辦法。

他們是充滿愛的人，所以對於想幫助的對象，會無私的幫助對方，不求回報。也因為天竺葵的無私，我更擔心他們沒有衡量自身的能力與狀況，最後會搞得自己疲憊不堪或是全身是傷。

我每次聞到天竺葵的氣味時，腦中會浮現小時候很愛看的一部動畫《小天使》（阿爾卑斯山的少女），主角小蓮赤著腳在阿爾卑斯山的草地上奔跑的情景。

小蓮天性溫暖無私又善良，改變了孤傲的爺爺，也遇到了坐在輪椅上的小芬，雖然小芬出生有錢人家，但生活處處受限，對這世界充滿渴望。小蓮的出現就像是一盞燈，點亮她的生活，帶她接觸生活的美好，在小蓮的陪伴下，使小芬漸漸開朗起來，也戰勝了疾病。

對我來說，小蓮就像是天竺葵般的存在。

Story of
Geranium

　　大多從事護理工作的人都具有助人者特質，但我是比較理性的那種，為什麼這麼說呢？

　　以前在臨床工作時，病房裡來了位臥床無法自理的老爺爺，只有入院時，孩子短暫出現來幫他辦住院手續，之後就很少看到他的家人了，當然也沒有請看護。他的基本灌食與清潔就會落在護理人員的身上，期間聯繫過好幾次他的孩子，但孩子也不太願意處理這些事情。

　　照顧爺爺好一陣子的同事，從一開始跟我說：「爺爺好可憐，孩子都不照顧他」，爺爺的尿布和奶粉都要見底的時候，他很擔心地說：「爺爺怎麼辦，他的孩子太過分了，我要去幫爺爺買尿布和奶粉！」

　　那時，我聽到立刻阻止她，「你這樣要幫爺爺買多少東西？或許孩子都不會出面耶……」

　　她淚水在眼眶打轉：「不管啦，爺爺太可憐了，我先買再說……」

我接著跟她說：「你先幫他找社工比較實在。」也勸她不要自己花錢幫病患買東西。待社工介入後，才發現爺爺會被家人這樣對待是有原因的，當同事知道了這些事，也不像之前一樣這麼同情爺爺了。

　　天竺葵有的時候會過度地同情他人，或是把別人的事當自己的事，讓自己陷在一種負面的情緒中。在愛人的過程中，要學習隨時看看自己，活出屬於自己的協調與平衡，時時感受人生的美好。

芳香療心室

當你抽到「天竺葵精油」時……

關於自我

什麼都要爭個輸贏的世代下，天竺葵的感性和柔軟也是一種力量，有時比強勢更具影響力，帶給人更多正面的力量，善用與生俱來的力量，活出屬於自己的協調與平衡。

關於關係

天竺葵非常願意敞開心關懷並信任他人，但他們的純真善良有時會被人所利用或欺騙。若你在關係中容易受傷，記得拿捏好最適當距離，學習拒絕，好好評估判斷，才能保護好自己。

關於困境

有多久沒有讓自己的愛流動了，被生活大大小小繁瑣的事情壓得快喘不過氣來？因為生活，讓你變成了一個自己不認識的人，試著停下腳步，傾聽你內在的聲音，重新調整步調，找回充滿愛的自己。

3

冷靜理性

甜馬鬱蘭的俗名，來自古拉丁語 *mariole* 及 *maiorana*，意思是「聖母馬利亞」。據說在孩童出現感冒、頭痛、睡不著的時候，將甜馬鬱蘭放在額頭上，就如同聖母慈愛的手輕撫，很快就能沉沉入睡，並且改善症狀。也被普遍運用在日常食物烹調中，或泡製花草茶，可改善感冒、消化問題、更年期症狀、暈車、暈船、失眠等，是運用相當廣泛的藥草植物。

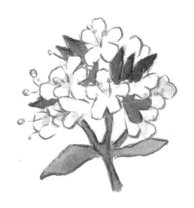

甜馬鬱蘭

學名	*Origanum majorana*
基礎性格	理性、溫和、踏實、勇氣
用以激發正面特質	友善、冷靜、沉著、穩定
用以平衡負面特質	孤單、退縮、焦躁、冷漠

Sweet Marjoram

人格側寫

一開始與甜馬鬱蘭相處時，很容易給人一種冷冷的感覺，好像有點距離感，看不出來有太大的情緒起伏。但事實並不然，只要相處一段時間之後，你會發現他們內心溫暖、樂於助人。

他們大多是沉穩、冷靜、內斂又細膩的人，在人群中屬於在旁觀察、理性分析的人。但其實非常願意分享內心，對親友也是很大方，不拘小節，有時被占了便宜也不在意，因為他們對親友的好是出自內心、不求回報的！

甜馬鬱蘭時常安排許多新的進修與學習，因為怕自己不足，希望自己能做得更好。某程度上，甜馬鬱蘭的人滿在意別人的評價與看法，也是對自我的期許。他們容易在為了親友付出許多之後，在別人視為理所當然時感到心灰意冷。雖是不求回報，但希望對方能說一句謝謝，或是也回饋關心，而不是把他們當工具人一樣。他們很容易不小心把生活排得太滿，讓自己沒有足夠的時間好好喘息，以上的狀況，都會讓理性的甜馬鬱蘭失去了沉穩，變得焦躁或冷漠。

在演藝圈中人稱「公主」的陳珊妮，一直以來都給人難以接近的感覺。在當歌唱比賽的評審時，她一針見血、實話實說的風格，讓她被許多人注意。如果你有聽過她的歌，你可以從她寫的歌詞中發現她是社會觀察家，透過有溫度的歌詞表達情感。

雖然表情冷冷的，但不管是當評審時，或是挖掘藝人的優點時，其實不難發現她很溫暖，也很願意幫助其他人。在人生的道路上，她活出了獨立自我又溫暖的陳珊妮。

Story of
Sweet Marjoram

　　我是藥草型特質很強烈的人，又最像甜馬鬱蘭，多數的人剛開始認識我的時候，也覺得有點距離感，但只要跟我相處一小段時間之後，就可以感覺到我熱愛分享和享受照顧別人。

　　許多人都思考過人生的意義，我也曾有疑惑時刻。後來，我發現在幫助別人、照顧別人時，會有滿滿的幸福感與成就感，即使離開了臨床，但我依然用不同方式照顧身旁的人，也讓我持續充滿能量。

　　有時為了讓自己更好，我會汲汲營營地安排許多進修課程，很多人都會說，「你會不會把自己弄得太累了，已經是老師了，還需要一直這樣學習嗎？」

　　除了工作、家庭、小孩，還要進修。的確，有的時候排太滿真的是有點累，我也曾想過其實學完了，在工作上或許不會有太大的差異，但為什麼會這樣呢？

　　有可能是來自於對自我的要求，有可能是對自己的不夠自信等。其實人都會經歷內心許多不同的紛亂時刻，當你愈願意

敞開看自己的內心，面對自己，你會愈來愈有勇氣面對生活。

　　不只有你會經歷這一切，我們也都在經歷人生不同的課題，你並不孤單，當你需要時，甜馬鬱蘭的香氣可以幫助你，來場寧靜的自我探索與對話，讓我們更看清自己、更愛自己。

芳香療心室

當你抽到「甜馬鬱蘭精油」時……

關於自我

你總希望自己在別人眼中是成熟又靠得住的人，但要認清「自己」和「別人看我」是兩件事，因為甜馬鬱蘭有時會太在意別人怎麼看自己。不管你怎麼做一定有人會認同你，也有人會站在相反的角度，只要知道自己的價值與美好，或許你就不會那麼在意別人的想法了。

關於關係

在群體中你就像個旁觀者，冷靜理性地觀察他人的需求，當你對他人的付出沒有適時的回應時，容易感受到孤獨與焦慮。有時你可以不要這麼低調，也試著露出溫暖的微笑，別人也會給予你相對的溫暖。

關於困境

當忙碌的生活中，找時間休息片刻與甜馬鬱蘭精油來一場獨自對話，它能消除緊張、焦慮、沮喪的情緒，讓消極、孤獨、專注力不集中、壓力、情緒波動和憤怒到複雜的自卑感，湧現在眼前，讓人們更能夠看清楚自己的內在真實聲音，更能面對自己。

4

內斂細心

德國洋甘菊花是歷史悠久的藥材，其花朵的形狀如同太陽，被認為是太
陽神賜予的神聖植物，在祭典時會當作供品獻給太陽神。

「醫學之父」希波克拉底曾將其運用在安撫病人焦躁的情緒，後來著名
的醫師、科學家和植物學家，也開始對洋甘菊展開研究，並廣泛地運用
在生活中，目前市售的洋甘菊花茶也多是使用德國洋甘菊。

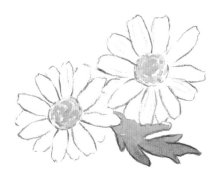

德國洋甘菊

學名	*Matricaria chamomilla*
基礎性格	內斂、情感豐沛、實際
用以激發正面特質	平靜、耐心、體貼、寬容
用以平衡負面特質	情緒敏感、陰暗、沉重、焦躁

Camomile German

人格側寫

　　德國洋甘菊的沉靜內斂伴著一股成熟寧靜的感覺，他們不常表現自己的情感，或是內心深處真正的想法。大多時候，外表不太會透露太多的情緒，看起來波瀾不興的，有時候只是在放空，但有時真的是在處理平靜海面的下的洶湧暗潮。不喜形於色有時也是他們的溫柔，因為他們不想帶給別人太多的負面情緒，是理性又腳踏實地的一群。

　　有時他們愛人的方式，不是一般人能理解與接受的，因為他們會過度擔心一些小細節，有時會讓被照顧的人感到壓力，也可能會因此被人誤解。他們也可能會因為付出沒有得到理解而心力交瘁。但若你知道德國洋甘菊所做的是真心為了他人好，你會了解他是個溫暖又能給予穩定力量的人。

　　我很喜歡皮克斯出品的動畫《天外奇蹟》，守護去世妻子所留下房子的老爺爺卡爾，因為無法面對深愛妻子的離去，也認為自己沒有守護與妻子的共同約定，帶著自責與悔恨，變得自我封閉又古怪。

　　直到與小童軍小羅相遇，開始了一連串的旅程，旅程中他與小男孩的相處，讓他發現了自己一直無法放下的心事，也讓他坦然面對。旅程中，他慢慢地敞開心房，也重新有了愛人的力量，開始新的人生，與小男孩成為了像家人的朋友。這種安穩有力量又不張揚的愛，就是屬於德國洋甘菊的溫柔。

Story of
Camomile German

　　會抽到德國洋甘菊的人，很容易把自己的心關進燜燒鍋裡。

　　他們是為了幫助他人而存在的，即使自覺沒那麼偉大，也不會希望因為自己而帶給別人負擔。不管如何，他們都會選擇自己解決問題。但有的時候，問題無法解決，日積月累下來的情緒，反而會讓他們出現睡眠或身體上的問題。

　　我曾遇到一位從事醫療相關行業的學員，他的個性相當內斂，因為被失眠的問題困擾許久，來到課堂上，對於可以處理失眠的精油配方特別感興趣。從他與同學的互動中，看得出來他的溫暖友善，但隱約之間，可以感受到一股悶悶的壓力。

　　後來，我才知道他有許多的擔憂，為了公司、同事與家人，身體出現了點小狀況。面對事情，他多半會認為是自己沒做好，或是可以做得更好，其實很多時候換個方式想，他認為對的事情，或許沒有不對，但可能不適用在每個人、每件事上，不需要把責任放在自己的身上。

德國洋甘菊精油可以讓人冷靜下來，減少自責所帶來的傷痛，讓你專注在傾聽自己內在的聲音，適時地為自己發聲，才有機會把內在清空，也才能為自己注入新的力量。

芳香療心室

當你抽到「德國洋甘菊精油」時……

關於自我

現在的生活是你想要的嗎？過去舊有的限制讓你的生命有所束縛且自我設限，有時給生命來些冒險旅程，或許會為生活帶來意不到的新思維和新力量。

關於關係

有時你認為這樣做是為了別人好，但也要想想是否是對方需要的。愛不是一昧地給予，滿滿的關懷與愛可能會讓人造成壓力，反過來想，這樣的給予是否內心也在擔心些什麼嗎？

關於困境

德國洋甘菊的鎮靜效果會讓人的心神更加清醒，使人可以退一步客觀思考，跳脫原本的防衛與冷漠。與其停滯不前，不如看清停下的原因，再跨出腳步繼續前行，你會發現生命中有無限可能。

5
沉穩踏實

印度人會用廣藿香香包來薰香驅離床上的虱蟲；維多利亞時代的英國人，會把乾燥的廣藿香葉夾在喀什米爾布料中，以防商品被蟲蛀蝕，所以歐洲人總是會從東方運來的布料中聞到廣藿香的氣味，因此也被視為東方香調的代表。

廣藿香在中醫藥的運用有相當多記載，臺灣不少人家中種植的左手香，與廣藿香都是唇型科，但是不同品種的植物喔！

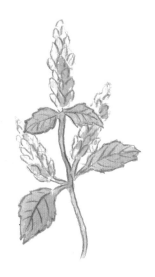

廣藿香

學名	*Pogostemon cablin*
基礎性格	踏實、沉著、有理想
用以激發正面特質	理性、沉著、真誠、勇氣
用以平衡負面特質	優柔寡斷、緊張、急躁、挫折感

Patchouli

人格側寫

廣藿香有藥草的特質外,也具有葉片的內涵。

若從中醫的觀點來看,廣藿香歸脾胃經,在五行的概念中,脾胃對應的情緒為多思。雖然廣藿香給人的外在感覺是非常穩重、踏實,通常都會有超乎年齡的成熟感,是很棒的心靈導師,可以安心地傾吐心事,他們也能好好地接住,並且給予方向去解決,是極具安全感的人。

在他們沉靜的外表下,會在重視的事情上花許多時間不斷地思考、評估與計畫。也因為他們藥草的特質,當他們想要幫助別人時,也會全盤為他人考量利弊,把別人的事當成自己的事在擔心。

他們的腦袋總是塞滿了各式各樣的事情,無法讓思緒安定下來時,很容易會出現消化道的問題,這就是中醫所說的「多思傷脾」,當然這類的人也容易會有睡眠品質變差的狀況。

時常出現在螢光幕前的精神科醫師鄧惠文,總會分享許多心理照護的議題。有一次與一位當了婆婆的長輩聊到有關於婆媳議題,她說到如果媳婦都能像鄧惠文醫師這樣講話,她就能聽得進去。

我問她是鄧醫師講的特別有道理嗎?

她說:「其實很多婆媳之間的問題也不是不了解,有的時候長輩的想法也不一定都有錯,鄧醫師講話的方式不會讓人不舒服,會讓人覺得她也有為長輩想,這樣我們就可以聽得進去!」

有機會不妨上網看看鄧醫師訪談的影片,她分享心理專業的樣子,充滿了廣藿香令人安定、有智慧又療癒的感覺。

Story of
Patchouli

通常會抽到廣藿香的人性子都滿急的，抽到這支精油，打開來聞時，很多學員會說：「老師，我可以不要加這個味道嗎？不太喜歡這個味道耶」

廣藿香在失衡的狀況下，看起來沒什麼耐心，雖然外表看起來沒有特別明顯的狀況，但可能已經出現腸胃不適的問題，或是時常容易感到焦慮緊張。

有位學員平常上課分享時講話緩慢溫柔，但她卻抽到了廣藿香。

我在解釋時，她並沒有察覺到自己的緊張與焦慮。她說覺得自己很平靜、沒有什麼壓力，於是我又從身體症狀切入解釋，她的確有滿嚴重的消化不良與胃食道逆流，看了許多中西醫也沒辦法改善這個問題。

我跟她說廣藿香也是調理脾胃問題的重要用油，並解釋了中醫五行脾胃與情緒的對應，所以她加入了少量的廣藿香。我也請她觀察看看自己的身體是否會不自覺變緊。

一開始，她沒什麼感覺，但用油幾天後發現，當她專注在工作時，肚子會緊緊的，有時會持續到下班一段時間後才能放鬆。開始用油後，因會觸碰到肚子，肚子的緊張感會減輕，才發現原來一直不自覺地處在緊繃的狀態。

開始正視內心狀態後，她才發現為了要配合公司步調，會逼自己加快動作把事情做好，除了自己，也會過度擔心別人，讓腦袋處在停不下來的狀況。

聞到廣藿香氣味時覺得好沉，彷彿要她慢一點，但因為手邊有太多要做的事，所以她覺得不能停下來。事實上，放慢一點也不會怎麼樣，她也開始調整自己的腳步。

廣藿香是一支懂得讓人「慢活」的精油，沉穩如同泥土的氣味，能讓我們慢下腳步，與大地連結，感受到踏實的安定感。

芳香療心室

當你抽到「廣藿香精油」時……

關於自我

想太多、性子急其實也沒有不好，通常這樣的人是比較容易成功的，但是從健康的角度來看，對身體的負擔是比較大的。若你也發現身體出現了狀況，放慢腳步，懂得快與慢之間的平衡，你就能找到生活中的安定。

關於關係

找到與人相處舒服的節奏是很重要的一件事，快有快的好處、慢有慢的細膩，最重要的是，是否能相互配合彼此的步調，只要步調是和諧的，也就能平順地向前行。

關於困境

當龐大的思緒已經塞滿了腦中，廣藿香讓你與大地連結，帶來寧靜感和平靜。客觀地思考事物，讓人們在現實中腳踏實地，一步步地將混亂破碎的拼圖拼湊完整，你就能看到真實的全貌。

RESIN

樹脂

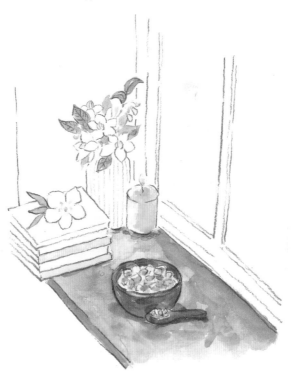

樹脂是來自於樹皮被破壞後所流出來的黏性液體，這些液體可以將植物受傷的部位密封住，成分上也具有抗菌效果，減少植物受傷後被昆蟲或微生物侵害，達到自我保護的效果。

為了取得樹脂精油，一般要在樹皮切一刀，並淺淺割出一條旋轉向下的管道（稱為樹脂道）。樹皮被割後，樹脂會沿樹脂道往下流動，直至滴到收集處為止，收集這些凝固的樹脂再蒸餾就能取得精油。

1
自在靜好

乳香生長在氣候乾旱、土壤貧瘠的環境之中，採集者需先割傷乳香樹的樹皮並讓樹脂流出，白色的液體漸漸收乾成固態的樹脂，因為像是牛乳一樣的顏色，又具有香氣，所以被稱為乳香。

乳香生長緩慢，具有寧靜的特質，嗅聞乳香精油的氣味，讓呼吸變得深沉緩慢，彷彿隨著香氣帶來安穩與靜好的時光。

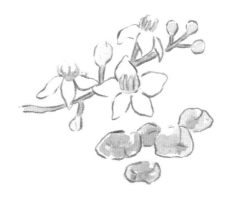

乳香

學名	*Boswellia carterii*
基礎性格	提升、著重精神、智慧
用以激發正面特質	成熟、道德感、內醒、敏銳
用以平衡負面特質	恐懼、悲傷、負面、沉溺

Frankincense

人格側寫

我是一個腦袋裡充滿各種可能、情緒、畫面的人,但每每聞到乳香的氣味,彷彿會讓腦袋暫時喊「卡」,讓繁雜的思緒慢慢安靜下來,並專注在現在最重要的事情上。我身旁有許多瑜伽老師、心理師、輔導老師等,追求身心平衡的人被乳香深深吸引。

乳香是理性、客觀並具有同理心的人,他們喜歡思考關於心靈、哲理、平衡、療癒等等議題,也是直覺相當敏銳的一群人。

若有煩心事想找人討論,乳香能溫暖地同理你,又能適時的指引你一盞明燈,總有辦法讓人在低谷時找到向上爬的力量。他們在人生的道路上很有自己的想法,很清楚知道自己想要什麼,不會隨波逐流,也很有行動力,雖然有時也會陷入負面的思考,不過只要給他們點時間,便會重新找到心中的陽光。

這幾年曾寶儀讓我覺得她充滿了智慧與自在,或許一開始螢光幕前的角色設定不是真實的她,但隨著時間與歷練的增長,漸漸地可以展現自我。

多數人的人生都需要符合社會期待,可是這真的是我們想要的嗎?我們活的是真實的開心與自在嗎?不管是她近期的演講或著作都可以感受到,這一路走來的體悟以及自我覺醒。她曾說過:「或許空想生命的意義,是沒有答案的,只有認真去活,才會在過程中逐漸知曉。世間常雨,然而在陽光明媚之處,必有屬於你的彩虹。」

我想這也是乳香能帶領陪伴我們找到的人生智慧。

Story of
Frankincense

　　乳香大多都處於平靜、平衡，或是在自己的世界探索人生的狀態，好像生命中什麼大風大浪都走過了，面對人生的百態總能平靜面對一樣。不過人生不可能無時無刻都維持在一個水平面上，會漲潮也會退潮，當然也會遇到狂風暴雨。

　　大多數抽到乳香精油的人外表看似平靜，但內心正處在波濤洶湧的狀態。

　　之前有位學員是職業婦女，在工作上已經是高階的主管，下班回家後也要打理家中與孩子的事，在班上是一個溫和好相處的同學，學習狀況也很好。

　　記得第一次上課介紹到乳香精油時，她就對乳香愛不釋手，而在抓週時，她也抽到了乳香精油。

　　我對她說：「最近的腦袋是不是有一堆煩雜的思緒，希望腦子可以停下來、不要再轉了？」

　　她問我說：「對啊！老師，要怎麼辦？」

　　我說：「你會抽到乳香，表示你自己會慢慢找到答案，只

是現在你還需要時間，透過乳香的香氣，可以陪伴著你找到答案。」

　　一周之後上課時，我問她這周用油的狀況還好嗎？

　　她回答我說：「很奇妙，我一直以來都是很會作夢的人，開始用乳香之後，作夢的狀況減少了，現在還是有作夢，但是不會像以前一樣起床時這麼累了。」

　　我問他說：「除了作夢的狀況有改善之外，讓你心煩的問題解決了嗎？」

　　她回我說：「雖然事情沒有解決，但是我覺得自己的心沒那麼亂了，最近卡住的地方，也慢慢地一件一件解決了。」

　　喜歡「溝通」的乳香，不只與他人的對話，也時常與自己對話，面對內心深處的各種自己，總能找到與自己和平相處的方法。面對「人生」這個課題，乳香也能迎刃而解。

　　我想乳香的存在，就是不斷地面對自己、認同自己，並讓自己成為更好的人。

芳香療心室

當你抽到「乳香精油」時……

關於自我

生命的意義或許沒有絕對的真理與答案，現正渡過的每一刻，都是成就我們的細節。怎麼找到自我、面對自我、認同自我會是一輩子的功課，不過，有時累了就放縱自己一下吧！這能讓我們認識更多自己的樣貌。

關於關係

每個人走在自己人生的道路上，都可以活出屬於自己的精彩，適度的給愛、給建議，而非只追求活成想像中的樣子。

關於困境

面對世俗的羈絆或壓抑，而感受到頹喪、脆弱時，試著找出自己的脆弱。乳香可以帶著你找到內在的自己，讓你做自己的貴人，讓全身都充滿了力量，就可以破除眼前的一切阻礙。

2

順應「臣服」

沒藥英文名字「myrrh」源自和阿拉伯文「mur」，是「苦」的意思，象徵一切的苦難。在聖經中沒藥與耶穌的誕生有關，也與死亡有關，沒藥是神的悔恨，也代表了度過肉身的痛苦並臣服於死亡。

沒藥可以帶來平靜並緩解悲傷，在危機時刻穩定心神，透過樹脂緩慢流動的特性，讓我們面對死亡與離別的意義，並且修復未痊癒的傷口。

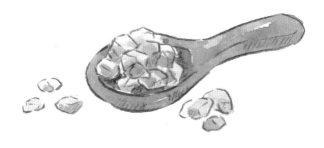

沒藥

學名	*Commiphora myrrha*
基礎性格	道德、真理、正義
用以激發正面特質	井然有序、著重精神、原則、公正
用以平衡負面特質	完美主義、固執、封閉、自責

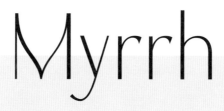

人格側寫

沒藥是相當自律、認真地過生活的人。對自己的人生、做事的方法很有自己的想法，不用擔心與他們相處壓力會很大，因為這些是他們對自己的要求，並不會加諸在別人身上。

如果你需要別人幫忙盯著，沒藥絕對會是最佳人選，他們很願意分享與教育別人，只要人生有所發揮、有所貢獻，他絕對樂意服務。

沒藥的人生在追求怎麼讓自己更好，不只在能力上的表現，更追求人生的價值與意義。他們認為生活即是修行，在庸庸碌碌的平日，也要找到屬於自己存在的意義與自在。

有時，當他們過度要求自己時，會變得有點執著、難溝通，除了不會善待自己之外，也可能會將這樣的標準加諸在他人身上，要記得，每個人此生的課題、進度都不一樣，每個人都在過屬於自己的人生。

記得在同婚立法前夕，身旁出現了不少彩虹媽媽，印象很深刻的是有一位很不熟的主管。有天早上，只有我和她兩個到了辦公室。

結果她突然走到了我旁邊問我說：「你重不重視小孩的性別教育。」

我回她說：「會啊！這滿重要的。」

她接著說：「你會不會覺得現在小學的性別教育是有問題的？不應該這麼小就教性教育，也不應該支持同性戀結婚，你說是不是！幫我在

反同婚和反性別教育的連署上面簽名。」

我理解大家出發點都是為了孩子好，但也表明自己想法與立場，婉拒了她的要求。她落寞離去，手上還拿了一疊連署書，肩上彷彿有千斤重。

面對這樣的議題，因為擔心的點與切入事情的角度不同，可能就有不同的見解，只是當這樣的想法變成一種執念時，其實自己很辛苦，身旁的人也會倍感壓力，若能多站在對方的立場去理解，大家就能有更多的包容與愛。

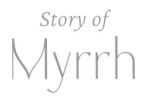

Story of
Myrrh

　　出現在芳療課堂上的沒藥型學員，通常都是很熱衷也很用心在學習芳療，他們對生活認真以待。抓週抓到沒藥精油的同學，大多處在對目前現況感到不滿與失望的狀態。

　　我曾遇到對目前的醫療環境感到失望的醫療從業人員，認為目前的環境讓他們失去了照顧病患的時間，並不是以病患為中心的醫療；銷售人員對於公司政策不體恤銷售人員的辛勞很失望，說好會依照勞基法，卻又游走在法規的邊緣。

　　沒藥有時想達成的是理想的境界，聽起來其實沒有錯，畢竟還是會屈就於現實，凡事也不可能盡善盡美，有時汲汲營營追求的事情，也並非是別人想要的。

　　我時常會提醒他們，生活中或許沒有絕對的答案，或許換個角度，你會看到別人的答案，透過理解，你就不會糾結在你的標準答案裡。專注自我，持續在人生的道路上，自在前行並成長，我想這對沒藥來說，才是最重要的吧。

芳香療心室

當你抽到「沒藥精油」時⋯⋯

關於自我

或許多人都在追求「更好」,但從來沒有學習過放下與臣服,「臣服」並非是失敗或委屈求全,而是收回錯用的抵抗,是原諒、是理解,讓自己順應生命流動,找回自在人生的力量。

關於關係

或許有的時候,愛會讓人或自己喘不過氣,愛的方式有很多種,你認為的愛對他人來說不一定是愛,你的付出到底是對方需要?還是你自己需要?當你釐清了這些事,或許關係就能變得輕鬆。

關於困境

面對現實環境的真相而感到失望,是不是因為你期待所有事情,都照著你想像的方式來走,或是變成你期待的樣貌?有時,當你期待愈高,所面對的失落感也會愈高,放下一些執著,多一點的理解與包容,一切都會超乎想像。

3

肯定自我的存在

安息香名稱來自古國「安息」（現今的伊朗），甜美安穩的香氣可以讓人瞬間釋放壓力，舒緩悲傷的情緒，找回內心自在。

許多古老的藥草記載，也能看見安息香的身影，據說巴黎聖母院的修女，以安息香治療胸腔感染、呼吸困難以及皮膚病，被認為可以清除靈魂的罪惡、安定自身的心神，在中古世紀的歐洲又被稱為「修士香膏」。

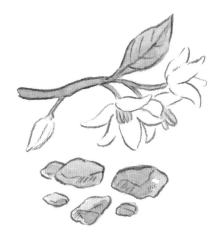

安息香

學名	*Styrax tonkinensis*
基礎性格	安撫、穩定、滋養
用以激發正面特質	溫暖、善解人意、重精神、客觀
用以平衡負面特質	自責、煩躁、缺乏愛、固執

Benzoin

人格側寫

　　帶著濃蜜香甜氣味的安息香，讓許多人會聯想到感冒糖漿的氣味，因為它的藥理效果，早期的確為製作藥品感冒糖漿的原料。

　　與他們相處時，能感受到他們對人的友善與愛，安靜祥和的氣息，溫暖又善解人意。他們的愛是大愛型的，並不會因人而異，對象也不僅僅是人，有可能是動物、環境、生態等等。他們可能會擔任義工，做一些對世界有幫助、有意義的事。

　　有時安息香習慣一直付出而忘了自己，可能會讓身旁的人感到壓力，對方可能不會感謝安息香的付出。這對他們來說會非常受傷，當安息香失去內心的愛時，會非常渴求別人的愛，來填補自己內心的空洞。

　　香甜飽滿的安息香精油，能傳遞愛來溫暖孤獨的心，並將焦點放回自我滋養上，來認同肯定自我的存在。

　　影集《華燈初上》引發了許多的討論，劇中的每個角色都有非常鮮明的個性。劉品言飾演的花子，是劇中較願意付出愛的人，也渴望被愛。

　　為了愛，她付出所有，無法分辨真愛與虛情，也無法面對真相。才造成劇中的悲劇，其實她若更懂得肯定自己、愛自己，或許就不會用錯誤的方法來愛人了。

Story of Benzoin

　　我認識一位朋友，在開始接觸身心靈療癒後，因為很喜歡這樣的領域，投入了這份跟過去完全不同性質的工作。

　　與過去當一般上班族時相較，雖然薪水較不穩定，但他說心靈是滿足的，原本他任職於某間療癒機構，但因為他有自己的理念，所以選擇自己接案。

　　他非常重視流浪動物議題，收養了三隻貓、四隻狗，有空會參與一些流浪動物相關的活動，每次聽到這些，都覺得他超偉大的。

　　但他對流浪動物的愛，其實已經有點影響到他的生活了。雖然，他總是會說沒關係，為了這些小動物他願意。但又會一直處於「現在政策不好，所以才會有這樣多流浪動物」的抱怨循環中。

　　照顧流浪動物滿足了他內心想要付出愛的渴求，但似乎有一部分的他好像空了一塊，所以很需要這些動物的愛。

　　直到有次抓週抽到了安息香，我才知道他和原生家庭的關

係並不好，前幾任的感情也都是在背叛中結束，所以，他很渴望有人愛他、認同他。

　　除了從動物身上獲得愛之外，我也提醒他，空出來的心，或許無法透過他人來填補，要先了解自己內心、接納自己。畢竟沒有人是完美完整的，要懂得認同自己、愛自己，才能把空白處填滿，了解怎樣的存在是最自在的。

芳香療心室

當你抽到「安息香精油」時……

關於自我

是否需要透過他人的肯定，才能感覺到自己的存在與價值？如果沒有從內在了解自己，很容易迷失在不斷要求、索取他人保證及重視，來安撫自己恐懼、焦慮、不安的內在。自我的肯定與接納會是身心自在最重要的課題。

關於關係

在愛的關係中，要雙方都舒服自在，才是正向的愛。如果愛會讓自己或對方倍感壓力時，請想想這樣的愛是你需要，還是對方真的需要。當你釐清了，才可能有正向愛的關係。

關於困境

停止在負向的情緒中自我消耗，先面對自己的情緒，試著接受並理解，好好感受自己的存在。外在的愛與肯定是無法填補內心的空缺，不妨讓香甜飽滿的安息香精油溫暖冰冷的胸口，並將焦點放回自我滋養上。

4

勇敢展現自我

岩玫瑰並不是玫瑰，而是半日花科的植物，會從葉子、莖或枝幹滲出樹脂，岩玫瑰精油便是從葉子或枝幹蒸餾而來。

岩玫瑰的拉丁學名為「*Cistus ladaniferus*」，「*Cistu*」意指岩石，「*landan*」是有香氣的膠質。喜歡乾燥的山邊或岩壁間的岩玫瑰，即使遇到氣候引起的大火，也能因為葉子充滿精油，可以加速火勢，留下根部就能再發芽。岩玫瑰種子外表非常堅硬，通常在經過大火會軟化外殼，更有助於生命的開始。

在這樣的環境下生長的岩玫瑰具有很強的自癒能力，具有勇氣又能自在地展現自己。

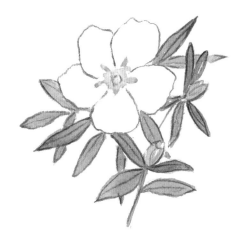

岩玫瑰

學名	*Cistus ladaniferus*
基礎性格	活力、和平主義、深思
用以激發正面特質	內省、勇氣、引導、堅強
用以平衡負面特質	封閉、自私、憂鬱、失衡

Cistus

人格側寫

　　岩玫瑰純白的花朵，看起來柔柔弱弱的，但事實上生命力非常堅韌。有著岩玫瑰性格的人，外表讓人覺得需要被照顧，其實完全獨立自主。

　　內心深處可能有「靠山山倒，靠人人跑，靠自己最好」的信念，即使處於不是很優渥的環境，甚至遇到困難，他也會努力生活，能接受生命中的不同挑戰。

　　因為他們很獨立，不太會熱情主動與人相處。這不代表他們很高冷，他們會先把自己重要的事情做完，畢竟現實生活中的自己是最重要的，不過狀況許可之下請他們幫忙，他們也樂意伸出援手。

　　如果你看過蔡康永的著作《蔡康永的情商課：為你自己活一次》，書中提到所謂高情商不是迎合別人，而是關注自己。

　　岩玫瑰就很像蔡康永筆下高情商的人，舒服做自己是非常重要的事情，他們不會勉強自己迎合別人，也懂得不勉強自己與自私的不同，恰如其分地自在做自己。

　　因為做自己做得很自在，讓身邊的人也放鬆了，就會討人喜歡，當然做自己與自私的人常常只有一線之隔，有時他們會太沉溺在自己想要什麼，請記得人的存在都是需要平衡的，在幸福之中除了保有自己之外，也要考慮到別人。

Story of Cistus

通常抽到岩玫瑰的人，很容易處於身旁的人覺得他不是很好相處的過程中。岩玫瑰多半不是熱情主動派，在他評估不適合的狀況下，也很常拒絕別人，通常需要點時間，才能了解他們也是很有溫度的人。

我有一位認識許久的學生，第一次在課堂上碰到她時，正面臨更年期的低潮，透過芳療的幫助與引導，她找到動力、突破了低潮，在她重新找回人生時，我們失聯過一小段時間，最近又聯繫上了。

她又回到課堂上學習芳療，和我聊到之前的事。她說當時上課時抓到了岩玫瑰，一開始看到名字原本還開心了一下，但當她聞到味道時，內心很排斥，因為療程規定，還是勉強加了一、兩滴。

當時的她面臨感情結束，也碰到了更年期，防衛心變得很重，把自己封閉了起來，每天都非常痛苦。

直到因為喜歡精油的味道來到了課堂上，透過香氣的撫

慰、引導與鼓勵，才讓她重新跨出。失聯的過程中，她重新找到了生活的重心，認識了許多新朋友，她告訴我很慶幸當時的相遇，岩玫瑰給了她一股強而有力的力量，面對自己的內心，讓她重新有了全新的生活。

如果你也正面臨內心巨大的衝擊或傷害，或許可以透過岩玫瑰，面對與療癒受傷脆弱的心靈，讓你重獲力量與自我和解。

芳香療心室

當你抽到「岩玫瑰精油」時……

關於自我

照顧好自己是非常重要的一件事,但過度的自我中心,就會變成一種失衡。怎麼在自我中多理解別人,也是一種自我理解的開始。

關於關係

關係中如果一味只考量自己的利益,甚至剝奪別人的利益,久而久之你可能會經常感到孤獨或受挫,這可能會讓人更想維護自己的利益。自我很重要,但活著不能只有自己,還有重要的他人,找到平衡才能找到快樂。

關於困境

當生命中遭受到嚴重的打擊,有時為了要武裝自己的脆弱而不願面對真實的自己,這對於修復自我是很大的阻礙,岩玫瑰具有「化解糾結脆弱的心靈」的功能,並賦予你勇氣面對真實的自我,找回重生的力量。

5

平衡的智慧

欖香脂的名字「Elemi」源於阿拉伯語「如在其上，如在其下」，也代表欖香脂在身體和精神層面的平衡作用。欖香脂與乳香、沒藥是近親，同屬橄欖科的木本植物。古埃及人會用欖香脂防腐，讓靈魂順利進入另一個世界。

欖香脂有「窮人的乳香」之稱，除了價格較為低廉，也因乳香數量稀少，不少人建議改用欖香脂替代乳香，但近年對樹脂精油需求增加，導致欖香脂數量也大量減少，建議適量使用，別濫用滴滴得來不易的珍貴樹脂精油。

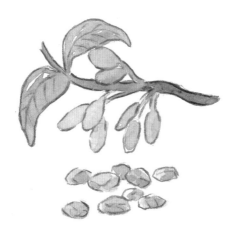

欖香脂

學名	*Canarium luzonicum*
基礎性格	正向、堅持、智慧
用以激發正面特質	平衡、安全感、穩定、灑脫
用以平衡負面特質	失衡、焦慮、憂心、失去信心

Elemi

人格側寫

生活在這動盪不安又高壓的社會中，天性正向的欖香脂彷彿是一股清流，或是自備日照燈一樣，不管天空是否被烏雲籠罩，世界變得多混濁，他們始終可以看到人生的美好之處。

當你想不通、心情低落，感覺很負面時，找欖香脂性格的人說說話，對他的正向會非常有感。

「為什麼都遇到一些不好的事了，怎麼還能往好的方面想呢？」

正因為他們具有這樣的能力，原本充滿負能量的你，跟他們說說話之後，也會在不知不覺中感到有了一股新的力量、新的思維，在布滿烏雲的天空彷彿透出了陽光。我自己也有過幾次這樣的經驗，當自己在灰暗的漩渦中找不到出口時，欖香脂的出現會拉你一把，讓你重新感受到光明。

綜藝界的教母張小燕，我很喜歡看她最後在螢光幕前主持的節目《小燕有約》。

在她知性與理性兼具的訪談氣氛下，每位外表光鮮亮麗的藝人，都能卸下心防，與她傾吐人生低潮與心靈感受。透過她的善良同理與力量，有非常多溫暖人心、鼓勵後進的精采訪談。每次看完她的訪談後，我也能感受到許多力量，如果身旁也有這種充滿智慧又溫暖的人，當內心又烏雲籠罩時，找他們說說話吧，他們能為你帶來力量的。

Story of
Elemi

　我曾認識一個心理工作者，每次只要跟她講話，都會覺得好溫暖、好有力量，原本參不透的一些事，透過她的幾句話好像就突然通了，她知道我有許多精油，她也很喜歡精油，所以經常互相分享。

　記得有一次，我們各帶了幾支想分享給對方的精油。我帶了乳香、沒藥和欖香脂，一開始她很喜歡乳香的氣味，但是當她聞到欖香脂時，她說這味道很奇妙，讓她感到更加放鬆，當下我就把這支精油送給了她。

　隔了一陣子，我又跟她約見面，聊起了近況。

　原本在分享最近的開心和小煩惱，講著講著她突然想到，自從拿了欖香脂精油之後，突然情緒變得很強烈。

　以前不太發脾氣的她，最近突然對學生開始有嚴正指正的傾向。過去因為自覺年紀大了，覺得與先生的親密關係不是很重要，但最近開始正視到中老年夫妻親密關係的重要性。原來像上人般的她，其實也是人，有著各種思緒與情緒。

我和她分享，欖香脂除了帶動氣血流動之外，更能將這樣的能量上下流動與平衡。

　　面對生活中各式各樣的人事物，我們有時無法妥善解決每件事，這時保持身心的平衡與流動更能展現智慧，才能時時保有正向的一面。

芳香療心室

當你抽到「欖香脂精油」時……

關於自我

外表的沉靜並不表示你的內心不起漣漪。我們所處的時代如此吵雜與紛亂，有誰能不受影響？只要存在，就需要不斷地觀察面對自己，順應變動也不斷微調，才能維持身心靈的平衡。

關於關係

在付出的過程中，可能也會耗損自我，別忘記要時時為自己注入力量，才有辦法維與人正向的關係。

關於困境

當你因重重的關卡，使得人生的方向停滯不前，這時不應該逃避問題，欖香脂可以幫助你重新生出勇氣，再度踏出輕盈活力的步伐。

ROOT

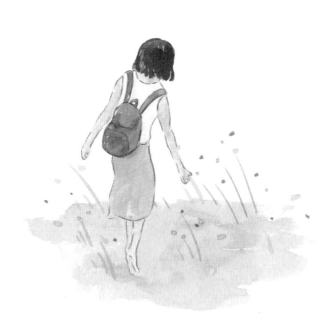

善於隱藏自己，默默履行義務

根部

植物的根是很不起眼的部位，大多深埋在不容易看到的土裡，不過卻也是植物最重要的命脈。

讓植物可以固定在土中是根部最主要的功能之一，要幫植物換盆時會連同土一起更換，因為害怕傷害到根部影響存活。

植物的根也有從土裡吸收養分、水分的功能，所以維持根部的完整與水土保持，對植物是非常重要的。有適當的環境能讓植物扎根，便能安身立命、持續成長。

1

重燃生命之火

薑的使用在人類歷史上相當悠久，古印度醫書《阿育吠陀經》中，薑被視為可「治萬病」的神藥。東漢的張仲景在《傷寒雜病論》中廣泛運用薑，以驅風寒風濕、溫胃止吐、補充陽氣。

薑傳至歐洲後，除了用來處理胃部疾病外，也開始使用薑來做甜食，因為早期，薑仍是昂貴的東方香料，所以只用於重大節日中，如聖誕節，這也是薑餅屋的由來。

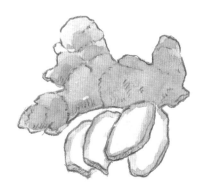

薑

學名	*Zingiber officinalis*
基礎性格	有行動力、溫暖、積極
用以激發正面特質	堅定、有力量、有方向、信心
用以平衡負面特質	失去目標方向、沒有動力、冷漠、疲憊

Ginger

人格側寫

　　薑是根部類中比較活潑熱情的人，與其生理功效以及同屬香料類精油有關。與他們相處時，能時常感受到他們的溫度。

　　他們享受生活，知道自己想要做什麼，也很積極過生活。可能前一陣子才聽說他們想去高空彈跳，過一陣子就從社群平台的動態看到他真的去了。

　　因薑仍有根部的特質在，所以大多經過評估衡量才會去做，並不只是因為「想」就去「做」。他們是很有目標又很有執行力的人，在各領域都能有不錯的表現。

　　除非他們對生活的熱情不見了，對原本的事物不感興趣，做事的動力與效率也會大幅下降。原本的熱情轉為冷漠，可能就想躲在泥土下，直到重新找到感興趣目標，才可能再燃起動力。

　　因為電影上映，又引爆話題的漫畫《灌籃高手》，湘北高中以三分球聞名的得分後衛三井壽，曾經也是備受期待的明日之星，因受傷退出球隊後自暴自棄，成為不良少年。直到一次與現任籃球員的衝突之下，才坦承他還是很喜歡籃球，留下重要且讓許多人印象深刻的台詞：「教練，我想打籃球。」

　　當你失去了生活的目標重心，不妨用薑幫助你，重新找回失去的熱情與動力，找到支持的力量，伴著你向前邁進。

Story of
Ginger

　　每次受邀到外部企業講座，因為是機構、公司主辦的課程，大多數的員工是被動來上課的。通常去這樣的場合上課時，可以明顯感受到不是每個人都對芳療有興趣，有些人甚至看起來就是很一副很疲倦的樣子。

　　當講座結束後，會有不少人想來嘗試精油抓週，每次抓到薑的人，我都會問：「最近是不是覺得生活很空虛、沒有目標？做什麼事都提不起勁來？」

　　此時，他們都會驚呼：「老師，怎麼會知道？好神奇！」

　　或許真的滿神奇的，不少人在職場工作了一陣子之後，原本對人生的目標與熱情，可能會被「現實」所磨耗，便成了個無趣、沒有辦法真正開心的人。

　　薑在土地中吸取許多不同的養分，如同我們在生活可以多方攝取，多體驗嘗試不同的生活，或去多聽課程或演講，其中可以獲得不同的思維，找到自己新的喜好與目標。

薑有溫暖身體的特性，能為冷漠的心靈喚醒身心能量，讓你重新找回對生命的熱情。

芳香療心室

當你抽到「薑精油」時……

關於自我

目前的生活是你真正想要的嗎？有沒有想過什麼事才是你內心所向呢？
如果之前因為一些不安或疑慮，讓你一直無法付出行動，其實可以懷抱
著勇氣與熱情行動，這會讓你感受生活的美好。

關於關係

你很有自己想法，不喜歡管別人，也不喜別人管你，但實際上是很有
溫度的人。試著練習圓融的說話方式，可以減少人與人之間的誤解。

關於困境

生活感到枯竭，對生命失去了熱情與動力，薑能幫助你找出力量與熱
情。試著把被動轉化成主動，你會感到充滿能量及成就感，找到目標與
熱情，就會有無限可能。

2

寬恕與原諒

穗甘松為纈草屬的開花植物，整株植物身材矮小，雖然每個部位都會散發香氣，但精油主要是從根部蒸餾而得。

穗甘松生長在喜馬拉雅山區，採收穗甘松有如武俠小說中要取得珍貴的藥材，需徒步進入高山，在險惡的地區採收，穗甘松精油可說是得來不易。在西方傳統療法或是印度的阿育吠陀療法中，都是很重要的藥用植物。

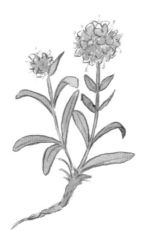

穗甘松

學名	*Nardostachys jatamansi*
基礎性格	溫暖、寬恕、扎根、自我療癒
用以激發正面特質	和平、友善、沉著、穩定
用以平衡負面特質	壓抑、自怨自哀、屈就、失落

Spikenard

人格側寫

　　穗甘松不是大多數人認為的第一眼美女，卻很清楚自己的優勢，他們不會因為現在大家在流行什麼，就跟著改變自己去迎合大多人的愛好，總是能展現自己的優點，讓人印象深刻。

　　他們帶有一種沉著穩重的氣息，也是和平主義的代表，善解人意也很隨和，也盡量不與人起衝突，希望可以維持一種和諧美好的狀態。

　　因為這樣，遇到不愉快時，會為了不想與人產生磨擦，而選擇忽視問題所在，只為了保持表面上的平靜和平穩。這些傷與壓力可能會藏在心中，直到身心出現了一些狀況，才會讓穗甘松去面對內心的傷痛。

　　穗甘松深沉的泥土味緩慢地進入心裡深處，讓人懂得原諒這些傷痛，化解積在內心的淤泥，讓你也能有自我修復的能力。

　　在臺灣與韓國票房都很好的電影《與神同行》，不管是第一部或第二部，都是在闡述人死後需通過一連串的審判，才能重新轉世的故事。一一檢視過去所做過的事，會有許多怨恨、後悔、不甘、親情、原諒等情緒。劇中說到：「過去的事已經都過去，我們在過去受過的委屈，不會因為被理解了，或是別人的一句對不起，過去就會有所改變。」

　　也常聽到一句話，不要為別人犯下的過錯來懲罰自己，其實對一個還無法放下的人來說相當困難的。但有的時候，無法原諒到底是不原諒對方，還是自己呢？人生屬於自己，也許不再糾結過去，選擇原諒放下，那些牽絆你無法好好前行的執念也會散去。穗甘松提醒我們最重要的課題就是「原諒」。

Story of
Spikenard

每次遇到抽到穗甘松的人，我都會心中一沉。他們要面對的課題並不那麼簡單，也時常在諮詢時會聽到許多不為人知的辛酸。

我記得我曾遇到一位學員，她生長在極度重男輕女的家庭當中，小時候媽媽和她是在父親家暴下長大的，念完高中就開始要賺錢養家。她對父親始終無法諒解，近年父親的身體狀況很不好，看著父親這樣，她內心相當矛盾與痛苦，因為她一直沒辦法原諒父親的所做所為。

在課堂上，當她抽到穗甘松，我第一時間跟她說，穗甘松在傳達的是「寬恕與原諒」的課題。

她張大了眼睛看著我，問：「是要原諒誰？」

我回答：「可能是他人，但也可能是自己」。

她紅了眼眶，說起了她令人揪心的故事，最後她跟我說，要原諒爸爸真的很困難，雖然爸爸不像年輕這樣暴怒，但是父親給的傷痛影響了她一生。多年來她一直試著學習原諒，但怎

麼也做不到。

　　我說：「原諒不了他，或許你可以原諒自己。」

　　陪著她聊聊後，要離開時她跟我說，她會好好思考怎麼做。以前她糾結在對爸爸的恨，沒想過其實她也不曾放過自己，看到她離開的背影，我感覺她身上的包袱好像鬆了一點，因為她正往自我療癒的路上前行。

芳香療心室

當你抽到「穗甘松精油」時……

關於自我

嚮往人生的平靜,所以漸漸失去了自我的想法,也會失去主動積極發揮自我潛能的機會,記得時常往裡面看,體察自己內心真實的想法。學會表達自我,學會拒絕,才能獲得真正的平和。

關於關係

你是否嚮往一種和諧沒有爭吵的狀態,為了維持表面上的和平,而隱藏自己的想法?在關係中你可能會失去自我,也可能會壓抑自己。

關於困境

穗甘松代表的就是「寬恕與原諒」,藉由穗甘松的氣味,能深入內心,看見過去的陰影,並釋放被自我折磨的想法,揭露真相與傷口,釋懷才能讓傷口重新癒合。

3

迷途找尋靠岸

岩蘭草是一種生命力和適應力超強的植物，繁盛的草根呈網狀向下生長，可深達兩至三公尺，看起來像是雜草，但抓地力極強，因為對水土保持是非常重要的植物。目前在南亞、東南亞國家開始運用岩蘭草的種植，在山坡地、河岸、海岸等地做為復墾或減災保護使用。

岩蘭草精油萃取自根部，茂密深長的根系有極佳穩固與扎根的能量，在芳療界又有「寧靜之油」的稱號，在心理療癒上有極大的幫助，也是靈修、修行者的重要工具。

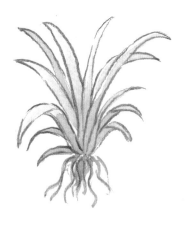

岩蘭草

學名	*Vetiveria zizanioides*
基礎性格	直率、堅定、實際
用以激發正面特質	安定、身心一致、踏實、堅強
用以平衡負面特質	迷失自我、不切實際、失焦、誇大

Vetiver

人格側寫

岩蘭草是算根部中最堅強穩定的代表了，內心有清楚的目標與想法時，就會腳踏實地的朝著目標前進，或許年輕時還在找尋方向時，也像多數人一樣奔走天涯。

但事實上他們並不喜歡居無定所的感覺，只是在尋找最吸引他們的地方，不喜歡站在雲端，反而嚮往現實又踏實的生活。對於他們來說，活在當下的生活，體驗各種酸甜苦樂，都可以從中找到小確幸。

若他們在追尋的過程中迷失了，或是一直找不到落腳生根的地方，會讓他們感到迷惘，有如漂在水面上的浮木，努力尋找一個可以靠岸的地方。

在《穿著 Prada 的惡魔》中，由安海瑟薇飾演的安德莉亞有如岩蘭草一般。初出社會的她在尋找夢想中迷失了，誤入時尚工作的她，除了遇到一個很難搞的上司外，五光十色的環境也與她的本質格格不入。

在劇中她還是透過堅強的意志，完成困難的任務，雖然一度在光鮮亮麗的環境下迷失自己，但最後在這樣的經驗之下，回歸內心的初衷，回到內心最嚮往的工作與生活。

當你需要力量，幫助你找到內心的安穩與踏實時，岩蘭草是最好的選擇。

Story of
Vetiver

　　抽到岩蘭草的人可能處在漂浮不定的狀況，身心無法安定下來，仍在找尋一個最想落地生根、安穩工作或生活的地方。

　　岩蘭草能幫助浮動的心靈找到扎根的力量，我們常說岩蘭草有極佳的扎根能力，又有「寧靜之油」的稱號。不少有情緒困擾的學員，在有心靈需求時都用過岩蘭草，在心情非常浮躁時，岩蘭草有如定心丸，將思緒安定下來。

　　在教學生涯中，我遇到過兩位重度憂鬱的學員，他們分別上了不同的課期，不過都與我分享了相似的經驗。

　　當處於情緒的低谷，伴隨著不好的念頭出現時，原本一直沒有勇氣傷害自己，但用了岩蘭草後，彷彿得到一股堅定的力量，便做了些對自己不好的事。

　　從他們的口中，可以發現岩蘭草真的有股力量，可以堅定還未確定的一些念頭。所以有和他們一樣狀況的人，我在教學時也建議大家使用時要更加謹慎。

　　當你所遇到的情緒狀況比想像中嚴重、不穩定，還是要先

行就醫，透過藥物中斷那些不好念頭。雖然聽過不少人跟我說，吃藥會讓自己不像自己，很不舒服，但這都是可以跟醫師討論的。

芳療可以在過程中一直陪伴你、安撫你、支持你走過生命這段幽谷，而岩蘭草強大的力量，在妥善的運用下，相信能為人帶來堅定的信念。

芳香療心室

當你抽到「岩蘭草精油」時⋯⋯

關於自我

生活中，你是否發現迷失了自己，需要一股穩定的力量，讓你靜下來想想內心最想要的是什麼。岩蘭草穩固安定的能量能幫助我們，專注在內心的初衷，並教會我們生命需要學習等待和堅強。

關於關係

如果現在的關係讓你無法感到安定，或者彼此無法好好連結，試著去了解無法安定的部分，理解彼此，有時改變是允許的，或許離開生命中不適合的部分，會讓你更自在。

關於困境

如果你感到心神不寧，對某些事物依賴成癮，用腦過度，或者心煩意亂無法入睡時。岩蘭草沉穩的大地氣息，能讓能量流動恢復正常，幫助你認清內心不安的部分，賦予你安定與堅定的勇氣面對困難。

4
看見自我接納自我

纈草的名字意思為「強壯或健康」，除了因為藥用價值，很多人認為意指其強烈的香味。

纈草是藥草中幫助心神安定的佼佼者，有養心安神的功效，不管在中西方至今都是廣泛運用的植物。纈草美麗外表與氣味有著極大的反差。所以有人說，纈草能讓人看見並接受那內在黑暗不完美的自己，並活出真實的自我。

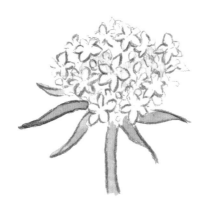

纈草

學名	*Valeriana officinalis*
基礎性格	安定、平靜、接納
用以激發正面特質	真誠、面對真相、樂於助人、安定
用以平衡負面特質	焦慮、不安、失衡、強勢

Valerian Root

人格側寫

　　纈草非常能接納不同面向的自己，很清楚知道自己的優點與缺點，不管好的、不好的，都是自己。生命中有美好的亮光，也會有陰影破洞，多變的社會讓人需要戴著不同的面具表現自己，但這些都不會讓他們感到困惑或痛苦，對他們來說這些都是真實的自己。

　　遇到挫折時，他們也一樣會痛苦，會想保護自己，失衡的纈草會選擇保護與隱藏自己的脆弱，可能會用強勢的表現，或逃避的心態，試圖掩藏或消滅不想面對的自己。唯有你能接納完全的自己，才能蛻變，找到真實自在的自己。

　　在看第 49 屆金鐘獎戲劇類女主角獎時，獲獎者鍾欣凌最後一句感言「我是諧星，我會演戲，謝謝你們愛看電視。」讓人印象深刻。

　　看過她的專訪，你可以知道她並非從小就認同自己，小時候也因為外型自卑，用了不健康的方式減肥。

　　進了演藝圈後，外型成了她的特色，讓觀眾更容易記住她。於是，她慢慢找到自己，理解別人喜歡她的原因，進而喜歡自己的樣子。

　　如果你也想從羨慕他人、自我懷疑中跳脫，纈草能帶領你看見真正的自己。每個樣子的你，都是獨一無二美好的自己。

Story of
Valerian Root

「天啊！我抽到纈草，可以不要加到配方油中嗎？」通常抓週抽到纈草的學員第一時間都是這樣的反應，它獨特的氣味的確不是那麼讓人能接受，但我也會跟抽到的人說，纈草獨特的氣味就如同我們的內心，有時候也會有陰暗灰色的自己，連自己都不願意去接納。

我剛生第一個孩子時，那時還跟公婆住在一起。身為新手媽媽，面對老一輩與我的教養觀念不同，常會有負面的情緒，也處在壓力很大的狀況下。愈壓抑自己，發現情緒會愈大，與長輩說話時也不是很禮貌，甚至開始討厭自己，為什麼會這麼矛盾、自私、放不開……

當時上天給了我一個巧妙的安排，剛好正在讀生死諮商所，課程中我學會看見內心的自己，透過心理的自我療癒與香氣的陪伴，我了解內心要自在，需要先認同自己的存在。從討厭到自我接納，我的情緒也慢慢地較為穩定，可與家人好好的溝通解決事情。

抽到纈草的人，精油相信你需要也具有能量可以面對自己，即使用一滴纈草都好，開始慢慢地進入內心與自己和解，試著認同自己吧！

芳香療心室

當你抽到「纈草精油」時⋯⋯

關於自我

這世上沒有完美的人，有陽光照射的地方就會有陰影產生。

心理學家榮格說：「對於普通人來說，一生最重要的功課就是學會接受自己。」接受可愛的自己，也接受不可愛的自己，唯有接納自己，也才會明白，完美沒有一定的標準。

關於關係

有時你不願意面對內心真實的自己，會容易將這樣的情緒，投射到與你相同特質的人身上，愈壓抑自己，就可能愈討厭這樣的人。

你可能會放大苛責對方的缺點，很容易處在不快樂的狀況下，唯有接受自己的不完美，與他人的相處才會自在。

關於困境

纈草可以令人回到反躬自省，看到自身的問題所在，不失去自己，也不因外在人、事、物的刺激而憤忿難平。纈草有著美麗的身形但卻是帶著特殊的氣味，當你願意使用纈草，就如同你願意看見真正的自己、接納自己，進而放掉無謂的情緒，學習得到自在。

5

回首初衷找尋意義

當歸對我們來說一點都不陌生，美食藥膳中很常添加這一味中藥來暖身、增加香氣。據中醫的說法，當歸能調氣養血，使氣血各有所歸。

《三國志》中有一段故事和當歸有關，原文為「曹公聞其名，遺慈書，以篋封之，發省無所道，而但貯當歸。」意指曹操聽聞孫吳的名將太史慈的名聲，他修書一封，只附上一味中藥「當歸」，表達了求賢之心。許多歷史記載都說到當歸能將人、事、物回歸到原本應有的位置，故能讓在外奮鬥的異鄉遊子獲得歸根的安全感。

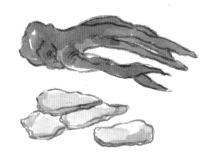

當歸

學名	*Angelica sinensis*
基礎性格	安全感、療癒、歸根
用以激發正面特質	平衡、安全感、穩定、自覺
用以平衡負面特質	焦慮、憂心、緊張、失衡

Angelica

人格側寫

　　生長在不確定的時代，近幾年常聽到很多人都嚮往一種穩定的生活，當歸就是其中的一種代表。

　　他們的穩定並不代表生活一成不變、不求進步，當歸是很有動力的一群人，也很積極追尋人生。當他們找到內心的目標後，就會腳踏實地的努力，並非每天只是打卡上下班、等著領薪水。

　　通常這樣的人會被公司所看見，也會有屬於他的一片天。有時他們會因為挫折或不斷地被挑戰，而懷疑自己落地生根的地方是否正確，但只要他們內心的能量還在，就會選擇接受挑戰，突破困境，重新找到可以穩穩扎根的狀態。

　　電影《神力女超人》中的黛安娜，從小就知道自己的天賦，不顧母親的反對習武，遇到男主角後，知道世界遇到困難，她離開了所居住的地方，為了拯救人類世界。

　　過程中，她看到了人類也有善惡之分，對於自己當初的選擇有了疑惑，但男主角史提夫用自己的行動與信念，讓黛安娜了解人類也可以很善良、充滿愛，讓黛安娜了解到——「每個人都必須在善惡之間抉擇，這點是英雄無法改變的，唯有愛才能拯救世界，這是信念的問題。」

　　她選擇相信愛並拯救了人類世界，最後也選擇留在人類世界保護世人，就如同當歸一樣，或許黛安娜就是為了拯救世人而生，她找到了屬於她的信念。

Story of
Angelica

　　有次我受邀至社福機構講課，課後有不少同仁想玩看看精油抓週，為了可以快速讓大家體驗，我請大家抽一支，再簡單解釋。

　　我要準備離開時，機構的主管也過來抽了一支，她抽到了當歸。

　　我問她：「最近工作上還好嗎？有被上面盯嗎？」

　　她回我說：「常常被盯得滿頭包啊，為什麼這樣問？」

　　我說：「當歸是根部萃取的，根部有扎根的功能，能不能穩穩地站在你的崗位上，堅持自己的信念，都與這個有關喔！」

　　她張大眼睛看我說：「這也太神奇了吧！」

　　我接著說：「會抽到當歸，表示你是有能量去對抗，或是解決這些事情的。除了透過精油，當然也可以想想用什麼方式，讓你自己保有熱情與動力。你們的工作很辛苦、很偉大，相信你也是很喜歡這樣的工作，才能一路堅持下來。不過記得

要時時補充能量，回想初衷，相信你都能夠一一克服。」

　　當你遇到難關卡住，無法前行時，當歸活血化瘀之效能打
破僵局，並帶領你回首初衷，重新找到當時的熱情與能量。

芳香療心室

當你抽到「當歸精油」時……

關於自我

每個人都有自己的天賦。如果你能看見自己的根本、心之所向,持續努力扎根,相信你會了解來到世上的意義,找到安身立命的所在。

關於關係

有時你認為對的方向、正確的道路,並不適用在每個人身上,有時對他人、對生活保持開放的態度,可能會讓你看到更多的可能。

關於困境

當你處於逆境或不如意的時候,當歸能夠發揮撫慰人心的作用。除了有助培養不屈不饒的精神、決斷力,也能強韌內在,落實腳踏實地的態度。

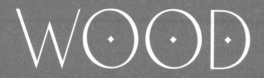

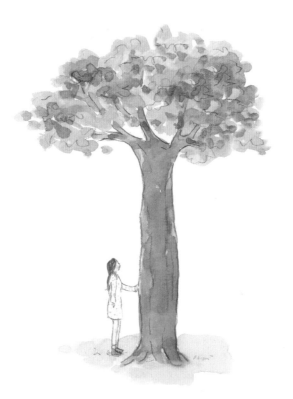

樹幹的作用之一是銜接上下，為植物的各個部位輸送營養和水分，還有支撐的作用。樹幹有的筆直，有的彎曲，各有不同的姿態，就像大樹的「腰」一樣，是很重要的支柱，給予支持與力量，讓我們能夠直立並享有尊嚴。在樹幹的最外層有樹皮，有句話說：「人怕傷心，樹怕剝皮」，最外層的樹皮，除了能防寒、防暑、防止病蟲害之外，也具有運送養分的效果。

1

穩固堅韌

喜馬拉雅雪松與大西洋雪松都是白雪松，但喜馬拉雅雪松更高大、壽命也更長久，身形呈現寬金字塔形，有優雅下垂的針葉，隨著樹齡的增長，樹枝也會跟著下垂延伸變得寬闊。

喜馬拉雅雪松的字源為「神之木」，和大西洋雪松相比，姿態較為凌亂，被印度人稱為「舞蹈中的濕婆神」，也被認為是神明的化身。

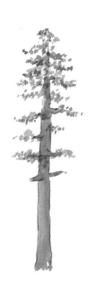

喜馬拉雅雪松

學名	*Cedrus deodara*
基礎性格	寬容、耐性、堅強
用以激發正面特質	自信、堅定、有力量、有方向
用以平衡負面特質	無法集中、失去信心、退縮、固執

Cedar

人格側寫

我時常形容喜馬拉雅雪松，就像東方人的父親角色一般，青壯年時挺拔堅強，如同家中的支柱般為孩子撐起一片天。

正值壯年的父親大多因為工作繁忙，與母親比較起來有不同的有責任壓力，多數父親比較理性嚴謹，與母親相比更有距離感，但是他們如同大樹般默默保護著一家人。就像小事都找媽媽，一旦發生大事，有爸爸在就會覺得安心

進入熟齡階段後，如同喜馬拉雅雪松下垂的樹枝，不再那麼張揚，反而含蓄向下，好像父母為了孩子展現出包容與耐心。

當你需要穩固堅毅，又能幫你挺直腰桿的支持力量時，喜瑪拉雅雪松在背後給你最強而有力的支持。

喜馬拉雅雪松的堅強與韌性不是男性的專利，有柔美外型的藝人徐若萱有著「鋼鐵 V」的稱號。我對她印象最深刻的是，她在 2015 年懷孕，為了安胎臥床 142 天。

後來，我才知道鋼鐵 V 的由來，是 2010 年時，她和簽了三年約，卻沒幫她發片的唱片公司約滿，她在網路發文信心喊話：「冷凍我也沒用！我是鋼鐵 V！」

從 14 歲出道，她為了成名、為藝術犧牲，隻身赴日打拚八年。走紅後花了千萬為肝硬化的父親換肝，為父母親買房，也扛起照顧家人的責任。到現在她仍在演藝圈屹立不搖，也成為粉絲心中的標竿，渾身充滿著自信且勇往直前。

Story of
Cedar

通常雪松特質的人都有內斂沉穩的自信，他們有著不錯的工作能力，在某個領域中可能是受人仰賴的對象，在做人處事上也都有一定的智慧。當你遇到一些事時，他們可能是你想要聊聊或求救的對象。

我在課堂上遇到不少這樣有智慧又自信的人，當他們抓週抽到雪松精油時，我都會問他們：「最近有遇到什麼樣的事，讓你無法挺直腰桿為自己發聲嗎？」

我很喜愛雪松的樹型姿態，有著筆直的樹幹，當你有自信有力量時，就能挺直腰桿展現自己。最近的你，是不是失去了那股自信與力量，可能是遇到什麼挫折，聽見了什麼聲音。如果你覺得自己是對的，或許可以再努力看看，但有時也請停下來看看，你的堅持對於事情或人都是好的選擇嗎？是不是對於自己的看法太過自信，而忽略了一些重要的小細節？

或許，只要你放慢腳步、靜下心來好好規劃、重新布局，
就能夠支撐你，將挺直腰桿的力量再度找回來。

芳香療心室

當你抽到「喜馬拉雅雪松精油」時……

關於自我

有時容易忽略其他人的聲音與想法，而讓自己變得固執、難以溝通。生命中的智慧不只有在高處，我們要學習的是生命的全貌，才能做更自信的自己。

關於關係

寬容接納是一種高深的智慧，是精神的成熟，並不是代表你的想法不重要，而是在相處的過程中需要找到平衡。

關於困境

當你對生活失去了自信或耐心，對人失去了寬容，在看似永不結束的冬天中，喜瑪拉雅雪松的香氛散發著最穩固堅毅的力量，展現世間罕有的耐心包容著你、支撐著你，讓你放慢腳步，重新審視自己，找回內在堅韌的力量。

2
感受生命重量

檀香是一種集藥用、香料、精細雕刻及宗教用品於一身的珍貴樹種。中醫認為檀香有理氣溫中、和胃止痛的功效。

提到檀香，也有東印度和西印度檀香的說法，其實西印度檀香是阿米香樹，和檀香是不同的植物。檀香屬於半寄生性植物，小時候靠地下根寄生吸收別的植株的養分，長大後就不需再寄生。

檀香沉穩悠然的氣味時常出現在東方人的生活中，在生活中只要你用心感受，也能體驗到平靜與幸福。

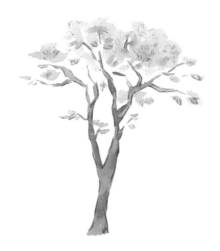

檀香

學名	*Santalum album*
基礎性格	平靜、身心和諧、智慧、敏銳
用以激發正面特質	穩重、溫暖、平衡、和平
用以平衡負面特質	憤世嫉俗、占有慾、不寬容、操控

Sandalwood

人格側寫

你有沒有遇過那種情緒都維持在一種雲淡風輕、平靜安穩的人？檀香特質的人就是如此，平衡的檀香在紛亂的環境中，還能維持他一貫與世無爭的感覺。他們在客觀的角度觀察，適時給予鞭辟入裡建議，有可能就解決了大家相左的意見。但，有時也可能被一些人認為他們都只隔岸觀火，產生一些誤解。

他們相當喜愛追求靈性的平靜與提升，不管是閱讀、參加課程、自我修練都是他們很重視的，對於各種不同想法、文化的接受度都很高。在好的狀況下，你會發現他們很客觀、很包容，但是若在追求靈性成長的過程中，沒有自我的中心思想時，可能會變得非常搖擺不定，也可能沒有了自己，反而被某些思想所掌控，這些都是檀香要注意的。

從藝人到投入身心靈研究修練、發行雜誌、出版書籍、開設心靈成長課程，更在 2020 年取得法學博士學位的賴佩霞，在她的人生歷程中，媽媽的存在影響了一生，為了擺脫不快樂的自己，進入了學習修練身心靈的過程中，從與媽媽之間原本的「怨」轉化成「愛」，才漸漸找回自己與快樂。從她的專訪與著作中，都可以看得出來她的平靜、溫柔、真與愛，她也將這樣的成長與力量傳遞給內心痛苦的人，每當看到她帶著一抹微笑的臉龐時，我彷彿也聞到檀香溫暖沉穩又寧靜的氣味。

Story of
Sandalwood

　　我遇到好幾位學員都跟我說過，來上芳療課是來休息的，因為只要一離開課堂，就要迅速投入現實，面對工作、家人、孩子，上課是逃避現實很棒的時間。課程中除了精油，有時我突然說出的一些論點，也能讓他們反思好久。

　　他們不約而同的抽到檀香精油，發現自己很想脫離喧囂的生活，歸隱深山一陣子，他們也都在療癒自己的路上。

　　這讓我想起一位學員，她是科技公司的老闆，除了公司的事，家中的人也都非常仰賴她，也很需要她照顧。她時常安慰自己、鼓勵自己，日子還過得去。

　　直到有一天，夜深人靜，她流下眼淚，才驚覺一直在壓抑自己。在多重的壓力之下，她也開始接觸不同的心靈成長課程。

　　她跟我分享，芳療對她具有很好的療癒效果。檀香幫助她

在每天晚上的冥想過程中更加平靜，也更能看透一些問題的真相，找到自我內在的修復力量，這對她在心靈照顧與啟發上幫助很大。

芳香療心室

當你抽到「檀香精油」時……

關於自我

只要是人都活在這世俗的環境中，喜歡與世無爭、雲淡風輕的你，有時要記得回來人間，看看大家在做什麼。

追尋生命的智慧與平靜很重要，但要記得「平衡」也是生命的本質，當你在不同的地方都能感受美好，就能知道生命的重量。

關於關係

有時可能完全活在自己的世界裡，忽略了身旁的重要他人也需要你的關心與愛。自己固然重要，但身為群體動物的我們，人與人之間的力量也是一股強而有力的支持。

關於困境

生活的忙碌與混亂，每分每秒都會讓你的能量散去，在追尋自己的道路上，你一定要確立自己的本質與意義，檀香可幫助你找到靜下心來，深入並整合屬於你自己的中心思想。

3

走向真實之路

檜木是不少臺灣人熟悉的兒時氣味，而地球上僅存的七種檜木，光臺灣
就有紅檜和扁柏兩種。臺灣身處亞熱帶氣候區，中央山脈又縱貫南北
部，氣候冷熱交替伴隨著顯著的四季變化，在穩定的濕氣孕育下，長成
了碩大的檜木林。

檜木的成長時間非常緩慢，樹幹直徑若要長到五十公分，需要一百二十
年的時間，是如同活化石的存在。一九五〇至一九八〇年一度因為過度
砍伐，破壞臺灣「神木」生態，現在高山上的檜木綿延生長了幾千年，
可謂為一種堅忍不拔的檜木精神。

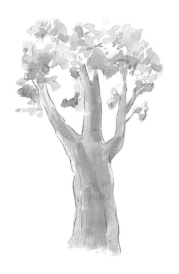

檜木

學名	*Chamaecyparis obtusa*
基礎性格	公平、原則、傳統
用以激發正面特質	寬大、可靠、踏實、堅強
用以平衡負面特質	迷失自我、不切實際、失焦、誇大

Hinoki

人格側寫

　　檜木的氣味對我有很深遠的意義，代表臺灣的文化與美好，具有傳統的樸實與堅韌。

　　檜木的人平常話不多，具有可靠、強大又有行動力的感覺，其實他們是很簡單直率的人，大多時候想著要把事做好，所以非常專注當下。

　　內心的想法如果不是會傷害到他人的，他們都會很直接的說出來。有時因為太過直接，所以容易產生距離感，但這一切都是為了他們所重視的人、事或物。他們全心守護甚至會為了親友兩肋插刀，這樣的義氣相挺可能也會讓人誤入歧途。

　　所以要守護你認為重要的事前，要將事情全貌看得更透澈，或是做出更完整的評估，才能達成你的理想。

　　檜木讓我想到《賽德克‧巴萊》這部電影，先不論電影中描寫霧社事件的情節是否符合歷史真相。單就電影中賽德克族為了保護自己的信仰、文化與土地那種信念與行動，彷彿高大聳立在臺灣深山的檜木一般，堅定又強壯。他們寧願失去身體也不願失去靈魂，只為守護他們的驕傲。

　　當你失去中心信仰，需要一股力量支持著你時，檜木可以帶給你冷靜、清醒又充滿力量的陪伴，讓我們不畏生活中的各種挑戰。

Story of
Hinoki

　　我記得第一次嘗試精油抓週時，當時還在臨床擔任護理師，只能利用排休進修芳療。在課堂上，對於抓到的精油解語滿頭問號，也無法體會。這可能與當時自己的狀態有相關。

　　臨床待久了會變得非常理性，對於芳療課堂上提到精油的情緒幫助，最多只有感受到「香香的聞了就是舒服」、「氣味不佳的就是不會想用，用了就是不對勁」。

　　我沒辦法理解不同的精油為什麼可以幫助不同的情緒，我覺得精油抓週就是個遊戲或噱頭而已。當我開始體驗到香氣與情緒相互的連結與影響後，就能理解為什麼我會抓到檜木了。

　　不只是我，只要在護理臨床工作一段時間後，身心都會有所耗損，除了輪班、體能上的勞動之外，對於很現實的醫療政策也是有無法認同的地方。

　　我認為護理工作最主要以照護病患為主，但因為政策，我們可能會壓縮照護病患的時間來做一些其他的行政。我也理解目前的醫療環境沒有辦法權衡，所以身體慢慢地累積了疲勞與

耗損，加上心理上的疑惑愈來愈多，檜木就這麼被我抓到了。

　　進入護理工作，是因為我很喜歡照顧需要幫助的人，在其中能獲得許多的成就感與人生的意義。在投入臨床後，我發現現實的環境讓護理人員無法全心全意照顧好病患，中心信仰隨著待在臨床時間愈長慢慢地消逝。

　　在學習芳療的過程中，我一直都很喜歡檜木，它讓我平靜下來。芳療與護理的本質都是照顧人，在一次的機緣下，我有了轉職芳療的機會，當時我沒有太多的不安，內心充滿勇氣接受這樣的安排。

　　當你還沒看清楚方向或躊躇無法前行時，檜木可以幫你獲得走向真實之路的魄力。

芳香療心室

當你抽到「檜木精油」時……

關於自我

現在的你正是覺察自己在這世上的意義與目的的時刻，如果你知道答案，那麼就可以開始規劃付諸行動，只要你的中心思想夠堅強，那麼跨出那一步，你就能離理想更近了。

關於關係

人在心靈需求上是群體生物，要透過人與人的交流才有學習、成長與發展。而檜木很重視某些關係，有時為了維持這樣的關係，會迷失自己，甚至會有違自己的信念。好的關係應該是一起成長的，不應該讓自己感到困惑。

關於困境

當你無法活出自己，或是想要探尋自己想要的生活時，檜木的香氣會帶領你穿越迷霧，讓你平靜下來。

看清自己與人生的目標與使命，向下扎根同時又往天上生長，充滿頂天立地的能量，也幫助我們在面對生活不同挑戰時保持清明，以平常心度過每個時刻。

4

溫柔又堅定

花梨木有許多別名，像是紫檀木、黃花梨等等，是數種熱帶紅色木心樹木的統稱，但實際上還是有品種上的不同。像馬達加斯加花梨木主要作為傢俱木工使用，沒有鮮明的氣味，另一種南美洲花梨木則從十七世紀起就備受歐洲人喜愛，除了製作傢俱，優雅的氣味也廣受歡迎，所以逃不掉遭受過度開發的命運。

花梨木擁有紅色的木心，蘊藏著樹木堅實的生命力，香氣上同時擁有木質與花香的氣味，散發著內斂的穩定支撐的力量外，又帶著溫柔安撫人心的能量，兼具理性與感性，是極佳的平衡用油。

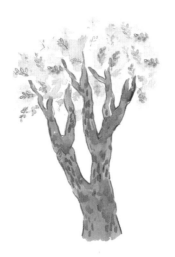

花梨木

學名	*Aniba rosaeodora*
基礎性格	溫暖、理性、平衡
用以激發正面特質	內斂、穩定、同理心、堅強
用以平衡負面特質	冷漠、失衡、焦慮、情緒化

Rosewood

人格側寫

花梨木同時帶有花朵的柔美與木頭的沉穩堅定，許多心理照顧工作者都非常喜愛花梨木，它有一種溫柔而堅定的力量，我常常期許自己能像花梨木一樣，共感不同人的想法與觀念，又不失自己的中心信仰。

花梨木很喜歡與人接觸、照顧他人，在交流的過程中，他們可以獲得學習與滋養。他們也是很細膩的人，凡事都希望可以把事情做好，從中獲得平衡，有時也會因為過度付出造成內心的枯竭。他們會想讓自己平靜與平衡，卻忽略自己已經失衡了。此時可透過花梨木同時具有陰陽兩種能量的氣味，重新找到平衡，並讓心茁壯起來。

已故毒物科醫師林杰樑教授的妻子譚敦慈，在林醫師去世後，繼續透過演講、電視節目宣導食安的問題，一開始也有許多人質疑她的專業身分，不適合這樣宣導。

但對她來說，她從來不覺得自己是替代林醫師，只想自己能做什麼、該做什麼？以護理師能做的事，提供大家生活上簡單自我照護的衛教。

即使受到廠商的打壓，她也不畏威脅，不與人爭辯，只拿出文獻與指控她的人溝通，與各種商業代言保持距離，用堅定不移的態度回應一切，直到質疑的聲浪也逐漸變成友好的討論。

我在她身上看到溫柔又理性的強悍女子，如果你內心脆弱疲憊時，透過花梨木可滋養心輪，亦給予我們站穩腳步和支持的力量。

Story of
Rosewood

　　我家數量最多的精油除了萬用的薰衣草，再來就是花梨木。我總希望自己能擁有這種溫柔又堅定的能量，因為我骨子裡不是那麼堅定的人，不過我沒有不喜歡這樣的自己，畢竟每種樣子都有其美好。

　　我認識一位朋友，在接觸到花梨木後，他就深深愛上它的氣味。他彷彿是花梨木轉世而來，有種溫柔優雅的氣質，講話不疾不徐，每次和他說話，總能接住我想表達的事情，有時又會給我指引，讓我內心的困惑頓時消失。相較而言，我就是比較衝動的那種人，他總能溫柔的把我拉住，讓我穩定下來。

　　有一陣子，我有個不錯的工作機會想要推薦他，但是他覺得自己沒有準備好，雖然我認為他早已具備這樣的能力，但是他說：「如果沒有準備好，是無法跨出下一步的。」他用一貫溫柔又堅定地口吻告訴我，最後這樣的機會就流失掉了。

　　我時常都覺得他的能力與條件非常好，可惜許多機會就這樣錯過了，因為他總會希望自己能在最好的狀態下行動。這樣

的想法沒有錯，只是每個人認為的「最好」可能程度不同。當他準備好時卻少了機會，讓他無法發揮優勢，只能先找一些不是很理想的工作，我感受到他內心有些失落。

　　但當他遇到花梨木時，他的心被暖流滋養了，也給予支持的力量，讓他能面對生活的種種課題，重新看待與學習「平衡」。

芳香療心室

當你抽到「花梨木精油」時……

關於自我

心思細膩的你總希望自己能夠面面俱到。當你為了太在意他人的眼光或需求,而忽略了內心真實的聲音與脆弱時,請敞開心檢視,面對自己的美好,不需透過他人的認同,愛上真實的自己,內在的力量就能油然而生。

關於關係

有時為了滿足他人或照顧他人用盡了全心全力,很容易讓自己身心枯竭。當你想抽離時還會受責難,讓你感到龐大的壓力,其實自我與他人之間是需要平衡的,當你做到了,就可以感受到愛在彼此間對等的流動。

關於困境

過度付出造成內心的耗損時,花黎木輕柔淡雅溫潤的氣味,像是敦厚恬靜的朋友一樣,安靜地陪伴你釋放情緒、撫慰脆弱的內心。紅色木心陽性能量,給予我們木質堅韌的支持,讓自我與愛重新茁壯。

5

超脫不被擊倒

黑雲杉原產於北美，能適應惡劣或極端條件的地區，例如：加拿大、阿拉斯加和苔原地區，原本灰綠色的針葉聚集在山坡上時，看起來是黑色，因而得名。

黑雲杉受到當地原住民的崇敬，過去常常在宗教精神儀式中使用。生長在嚴寒地區的黑雲杉，種子雖然非常小，但在嚴酷的環境下能隨風傳播，即使環境變化很大，從冰雪之地到沼澤都能生存下來。

黑雲杉精油清新、乾淨、內斂的氣味，非常適合給自覺卑微、渺小、無法適應的人，提供支持的力量。

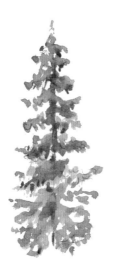

黑雲杉

學名	*Picea mariana*
基礎性格	意志堅強、寬大、溫暖
用以激發正面特質	支撐力、穩定、堅強、權威
用以平衡負面特質	冷酷、沒自信、嚴厲、跋扈

Black Spruce

人格側寫

　　成熟的黑雲杉彷彿人生經過了各種歷練，看盡了人生百態，有種超脫的氣度。生長在酷寒中的黑雲杉，呈現木頭的細膩與溫潤，雖然帶給人一股陽剛的氣息，但內心是不折不扣的暖男，在能力範圍內很喜歡照顧別人。

　　他們很重視工作，也會不斷地精進自己，原則上不太有個人空閒時間，因為希望自己可以夠強大，能照顧好家人或重要的人。若其他人不能理解他們如同工作狂的行為是為了誰，就會讓黑雲杉失衡。

　　平常在自己身上背負了非常大的壓力，加上這樣的不諒解，會讓他們的情緒爆發或是崩潰。而黑雲杉能幫助他們冷靜下來，保護自我並重新找到愛的定義，並了解自己的使命，找到支持自己的力量。

　　蔡依林出道二十多年來，從一開始就非常受矚目，但也承受許多外在的評價。她沒有被擊倒，並不斷地在歌唱表演中突破自己，至今，天后的地位已無法動搖。

　　她的努力不懈以及對於多元文化的發聲，除了演藝上的獎項，也獲得各雜誌票選最具影響力女性的肯定。我在她身上看到強大的生命力與智慧，她曾自卑、受傷過，但經歷了這些難關，最終還能不斷突破成為更棒的自己，這樣的意志力有如黑雲杉。

　　當你遭逢生命的逆境而感到迷惑時，用黑雲杉來保護自我，讓你不被擊倒，重新生出充滿智慧的能量。

Story of
Black Spruce

她是一位單親媽媽，獨力帶著一個小男孩生活，雖然如此她對於自己的狀況並不感到丟臉，對於感情上的挫敗，她說退回朋友對彼此都好。看得出來，她並沒有被擊敗。

有次課堂上她抓到了黑雲杉，當天就帶了黑雲杉回去用。隔周來上課時，她告訴我，這支精油讓她睡得很好，也讓她白天變得比較有精神，一個人要照顧孩子又要上班，壓力真的很大也很累，用過很多種精油後，沒想到是黑雲杉能讓她有了這種感覺。

我告訴她，黑雲杉很容易被蠟燭兩頭燒的人抓到，因為他們的生活中充滿了各種需要照顧的事物。他們會想辦法變成更強大的人，為了照顧心愛的家人。

現在的她，一個人身兼父親和母親，需要強而有力的力量支撐著。黑雲杉具有強大的支撐能量，還能補充耗損的氣力，

形成一個很好的保護場，幫助她不受外界的紛擾影響。

　　或許是因為這樣，當她抓到黑雲杉，讓人感受到支持與保護，便能獲得足夠的能量不被現實所擊倒。

芳香療心室

當你抽到「黑雲杉精油」時……

關於自我

忙碌的黑雲杉總是忙著完成生活中大大小小的事，總以為只要完成了，一切就沒問題了。但別忘了，付出的過程會耗損自我，而你的付出是對方所需要的嗎？記得停下腳步來思考自己存在的意義，雖然我們都是宇宙中渺小的生物，但都有自我存在的價值。

關於關係

如果有人把你當救命繩緊緊抓著，要記得訂出舒適的界線。你的全然付出會耗損自己的能量，唯有取得平衡，把自己照顧好，才能夠持續愛人。

關於困境

若你正經歷生命的挑戰與情緒掙扎，可以透過黑雲杉補氣、堅守防禦，讓我們沉靜下來，找到智慧與勇氣，並提供信念的支持，讓我們去跨越此刻面臨的困境與難題，不易被擊倒。

SPICE

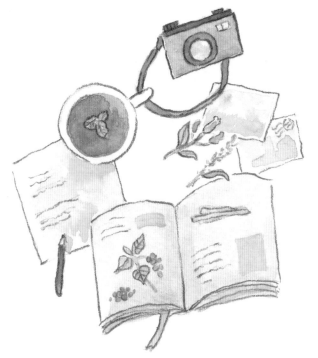

香料是植物調味料的總稱。早期，辛香料大部分是用於醫療用途，也被當作藥材使用。因為過去食物儲存技術不如現今，利用香料醃製食物可以延長保存期限，所以大量運用香料在食物上。因為香料的非凡價值，過去，人類也曾為了爭奪香料引發戰爭。

隨著食品保存的技術愈來愈先進，現今在食物上使用香料，主要為增添風味，香料在料理上具有增加香氣、辛辣度和上色的功能。充滿鮮明個性的香料，始終能帶給我們許多驚喜、增添生命的色彩。

香料

獨一無二，識別度極高

1

熱情奔放

丁香源自熱帶地區，精油是透過乾燥花蕾蒸餾所得的揮發油。

在中國如果要在皇帝面前上書的高官，口中會含著丁香，又名「雞舌香」，以保持口氣清新。

在臺灣，很多人聞到丁香的氣味，第一秒想到的就是牙醫診所，因為藥水裡主要的成分就是丁香酚，具有良好的抗菌效果外，也有麻醉止痛的效果。

丁香氣味獨特鮮明，或許不是每個人都喜歡的。熱情辛辣的氣味能增添溫暖熱情的氛圍，更具有點燃內心的熱情，驅趕心中黑暗的能量。

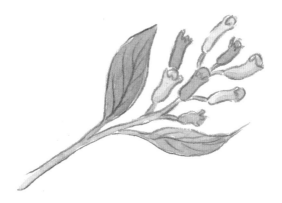

丁香

學名	*Eugenia caryophyllus*
基礎性格	熱忱、活力、積極
用以激發正面特質	有行動力、熱情、外向、魅力
用以平衡負面特質	膚淺、失禮、脾氣暴躁、躁鬱

Clove Bud

人格側寫

　　丁香的個性就如同氣味一樣，對生活充滿了熱情，不只在工作上，下班時間也是不會白白浪費。他們可能會安排許多有趣的事情，如手作、品酒、旅遊、社交等，為了這些有趣的事，他們可以排除萬難。

　　在自己熱愛的工作領域，他們會是極好的執行者與激勵者，滿滿的熱情與行動力，也能帶領同伴一起往前。工作上，大多都有不錯的成就，或被賦予一些責任；倘若工作中沒有熱情，他們會在平日生活中，安排能燃起對生活充滿熱情的事情，是一群活在當下且有魅力的人。

　　但當丁香失衡時，原本時間調配很好的行程可能會大亂，工作上可能也無法像之前一樣完成。取而代之的，是急躁、不耐，也可能瞬間變得提不起勁，讓身旁的人害怕，不知道他們什麼時候會突然爆發。

　　這讓我想起電影《鋼鐵人》中刻劃的鋼鐵人，從初期對於研究發明科技武器的狂熱，到帶領復仇者聯盟的英雄們保護地球，都可以看到他為了實現理想，不顧一切投入的樣子。

　　到了晚期，或許因為失去了太多朋友，讓他覺得戰爭可能不是最好的選擇，也讓他變得不像他。在經過朋友的激勵，又重新燃起保衛世界的熱情，於是鋼鐵人的魅力又回來了。

　　如果你正面臨低潮，不知該往哪兒走，或許可以透過丁香，讓你重新燃起對生命的熱情。

Story of Clove Bud

　　丁香是充滿魅力的，除了工作上的成就外，可能還有很吸引人的特質，或是很有生活品味，因此，年輕的丁香在社交上是非常活躍的。

　　我曾認識一位長我幾歲的男性友人，從年紀還滿小時就認識了。一路上，看到他在事業上的成功，在社交圈的活躍，在個人平台上，時常能看到他精采的生活花絮，有時不免會羨慕他過著和我完全不同的生活。

　　直到有次久違的聚餐，那時我早已身為人母，進入家庭生活。

　　我和他說：「我的生活就是工作、家庭、小孩，很羨慕你的生活這麼五花八門、多彩多姿。」

　　「其實到了這個年紀，雖然有事業，生活也不算無聊，但每天回家後，心裡就是覺得空了一塊，可能就是少了現在沒有的家庭吧。」他苦笑著回我。

　　「其實，現在每天回家後，吵得要命，有時候很希望能有

時間安安靜靜地一個人在家，工作也因為有了家庭和小孩，也無法全力衝刺。不過，如果你問我要不要結婚生孩子，我還是會的。有了他們雖然多了很多的負擔，但也感受到很多愛，好像能了解為什麼有人說，結了婚，生小孩，生命才完整。」我和他分享我慢慢調適、學習與理解來的體悟。

這時，我朋友才幽幽地說：「對啊！我想我缺的可能就是這個。但我又不想人管我，哈！」

我說：「所以你才到現在都單身啊！人生沒有十全十美的啦！」

當你對生活失去熱情或感到空虛時，丁香除了可以幫你增添生活的熱情外，也幫你放開執著，開創新的機會。

芳香療心室

當你抽到「丁香精油」時……

關於自我

人生中有許多有趣的事、好玩的事，或許你都會想試試看，有機會多去嘗試不同的生活也沒有不好。但，人的精力與才能有限，有的時候還是得要專注在一件事上，好好發揮自己的優勢，才不會變成什麼都懂但都不精通。

關於關係

活躍在人際場合的你，雖然身旁可能會圍繞著許多人，但是有可能找不到可以讓你依靠的人，維持關係需要多花心力與調整，但如果出現了值得這樣投資的人，也需要調整自己的喜好。

關於困境

生活中塞滿亂七八糟的人事物，當你回過頭發現不知道這些存在的意義時，丁香幫助你放掉那些物質上的依戀，給自己一個全新的經驗與探索新的可能，重新找到對生命的熱情。

2

靈活有趣

薄荷應該是歷史上最古老的作物之一。希臘神話中冥王黑帝斯愛上了精靈敏蒂（Mentha），冥后波瑟芬妮發現了之後，便將她變成了一株不起眼的小草，在路邊任人踐踏。但這種小草愈是被摧折踩踏，清新的氣味就愈濃烈，人們於是稱呼這種草為「薄荷（Mentha）」，從古至今薄荷都是相當受歡迎的植物之一。

在古希臘時代的「醫學之父」希波克拉底，也曾留下健胃、提神的薄荷處方，當時人們將薄荷當作「強壯」的象徵，戴在右手手腕；在中國《本草綱目》中也曾提到薄荷。

在人類生活中不管是飲食、烹飪、香氛、藥品、園藝等等，都可以看到薄荷的蹤跡。

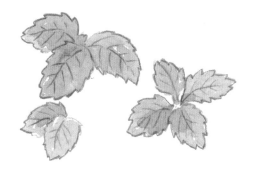

薄荷

學名	*Mentha piperita*
基礎性格	精力充沛、靈活、清醒
用以激發正面特質	有朝氣、自信、機靈、友善
用以平衡負面特質	疲憊、無法專注、沮喪、冷漠

Peppermint

人格側寫

　　薄荷有如星座中的雙子座一樣，是很有趣的個體。在不同的狀況下，有著不同的模樣，在工作時，他會很認真專注在工作上，用心完成份內的事項；在玩樂時，可能又會變成了人來瘋的樣子。

　　薄荷的思維靈活、聰敏、反應快，善於跟人溝通，有很好的變通能力，多元的性格，能同時間處理不同的事情。

　　因為薄荷好奇心旺盛，能從他身上聽到、學到許多新事物，永遠不會感到無聊。不過，也因為薄荷的腦筋和手腳動得很快，所以身旁的人若跟不上時，可能就會顯得不耐煩，當他們失去了該有的平衡時，就會像海盜船一樣，情緒起伏變得很大，讓身旁的人倍感壓力。

　　活躍在螢光幕前的主持人小 S 是很風趣活潑的雙子女生。頭腦靈活，思維反應也很快，身上薄荷的特質表現得相當明顯。她有獨特的主持風格，不但詼諧搞笑而且作風大膽，有時過於直率的言詞，讓人時不時要替製作單位捏把冷汗。

　　她主持的收視率總是在同類節目中名列前茅，擁有一批忠實的觀眾，但也有另一群人站在不同角度批評她。早期受到這些批評，可以看到她有時會直率的表現情緒，但多年下來在演藝圈的打滾功力，早就讓她能平靜面對這些風風雨雨了。

　　如果你渴望在生活中出現新想法、新生命、新火花，薄荷可以幫助你看清內心中的志向，賦予「愛你所做、做你所愛」的能量，讓你為生命創造更多精彩。

Story of
Peppermint

薄荷同時屬於香料、藥草和葉片類，個性上這三種特性都滿鮮明的。對於同屬於風象星座水瓶座的我來說，很能接受這種思維變化快速、天馬行空，因為我覺得和薄荷聊天實在是太有趣了。我有一個具薄荷特質的好朋友，不只有趣，和他什麼都能聊，因為他對許多事都有興趣。除了可以聊你有興趣的事，也因時常去學習不同的事物又願意分享，所以可以在他身上學到許多的知識與不同的看法。

對於有些人來說，薄荷太不受控了。他們是一群夢想家，不切實際又善變，但這些「善變」，薄荷都有理由的。朋友在工作上就是這樣的人，團隊的人提出疑問，不是之前說好 A 方案，為什麼現在要改成 B 方案，甚至是 C 或 D 時，他都能說出一套論點。但對於其他跟不上這樣快速變動思維的人來說，會認為薄荷就是在找理由與藉口。

聽到這樣的評價，朋友因為對自己的能力有一定的自信，也認為自己的想法沒有錯，所以認為毋須去理會這樣的聲音。

只是愈來愈多這樣的訊息，連主管也提醒他，是否需要調整時，他也開始有了疑惑。

有次他問我：「這樣的做法有什麼問題嗎？」

我回答說：「其實我也很難評論，畢竟我不是當事人，不過就我所知，有時你真的走得太快了，別人可能會跟不上。如果一開始你們都先討論 A 方案，不就是大家都覺得 OK 可行的，為什麼不做做看，有急著要馬上改嗎？」

他說：「我當然是覺得 B 更好啊！現在的環境變得這麼快，不這樣很快就被淘汰！」

我說：「你想的不無道理，不過方案才生成沒多久，大環境的組成有走得快的人，也有走得慢的人，不一定快才能成功吧！有時消費者與整個市場很難說怎樣就一定可行。你們是團隊，就表示大家的想法都需要被考量與尊重，不是嗎？」

「我好像太衝了，忘了冷靜想想，其實是可以雙贏的。」他點點頭說。

薄荷除了可以提供對生活的熱情外，也能讓你冷靜下來去思考，更客觀地面對生活中的各種問題，找到最佳的解決方案。

芳香療心室

當你抽到「薄荷精油」時……

關於自我

讓自己靈活的思緒流動，有源源不絕的創意，是你很棒的特點。在創意湧現時，記得回到現實世界，在充滿靈感的直覺中，也需要理性的思維，才能化為現實。

關於關係

有時會太沉溺在追求自己覺得有趣的事物上，忽略了身旁的人的想法與步調，要一起向前走，有時是需要調整彼此的步伐的，記得時時注意身旁的人跟上了沒喔！

關於困境

薄荷最害怕無聊、沒有靈感、沒有想法、沒有方向，當你發現突然找不到生命的方向，或是自己停滯不前時，薄荷能為你喚醒新的能量，協助你理清繁雜的思緒，讓你清楚地看到前行的道路。

3

點燃生命之火

黑胡椒是胡椒在曬乾後取得，同樣的果實去皮後為白胡椒；紅胡椒與綠
胡椒則是由未成熟果實製作而成的。胡椒的種植不易，喜歡濕潤的環境
但又不能太濕、怕風怕雨，又要寬敞的環境並定期修剪，是很需要花心
思照顧的植物。

胡椒是世界上最古老的香辛料之一，擁有相當悠久的歷史。埃及很早就
有使用胡椒的紀錄，考古學家挖堀出大量的胡椒陪葬品，由此可知，胡
椒當時是死者身分的象徵。當羅馬帝國把勢力擴張埃及，胡椒也在歐洲
開始風行起來。

因為廣受貴族的喜愛，胡椒甚至被當作貨幣使用，也贏得了「黑色黃金」
的稱號。

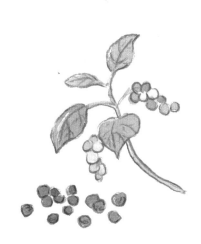

黑胡椒

學名	*Piper nigum*
基礎性格	自信、實際、激勵
用以激發正面特質	活力、創意、突破、亂中有序
用以平衡負面特質	局限、失志、自我中心、一意孤行

Black Pepper

人格側寫

　　黑胡椒在香料中的個性不是奔放型的，大多的黑胡椒給人的外在印象都很沉穩，但相處一段時間後，會發現他們也有十足的熱情與創意。

　　他們是一群高敏感族群，對於身旁的人事物都有極高的敏銳度，因為很細心，只要注意到一些小細節，就會很主動的關心、幫助別人。

　　不少人認為他們很暖心，面對生活的挑戰時，會展現臨危不亂的姿態，並帶著正向的想法，勇於接受挑戰，通常他們也具有帶著大家衝鋒陷陣的能力，是很有領導魅力的人。

　　當黑胡椒卡關，也可能陷入一潭死水中，如果他們還想掙扎時，則會變得很嚴厲，動不動就生氣。當他們把氣力用盡後，可能會放棄，讓事情往壞的方向繼續發展下去。

　　電影《高年級實習生》中，描述一名年過七十的昔日工廠老闆班，為了再次找回對生活的熱忱，參與了銀髮族實習計畫，來到網路時裝店工作並遇到了 CEO 茱兒的故事。

　　正在衝刺自己人生夢想的茱兒，在經濟上與丈夫女強男弱的情況，讓她陷入婚姻危機。班雖然年長，但卻保有像孩子一般的真誠，對新事物仍感到興趣並且熱於學習，在實習期間，開始有機會與茱兒相處。

　　在茱兒迷失人生方向時，給予陪伴與鼓勵，讓她重新找到人生的方向。班就像黑胡椒一樣，提醒我們要保有對人生的熱情和生活的期盼，無論幾歲都要帶著夢想前行，只要不停下腳步，就會有無限的可能。

Story of
Black Pepper

　　有段時間，我常回到醫院體系為護理人員上芳療課程。可以感覺出來，有些人是因為喜歡芳療來參與課程，但也有不少人是因為主管的要求而出席參加。大多數被安排來的同仁，開始上課時顯得興致缺缺，但通常上了一小段時間後，就會感到有趣，因為芳療比院內專業教育訓練聽起來有趣多了。

　　有次，有位同仁讓我印象滿深刻的，多數的人若真的對於芳療沒興趣，可能會打瞌睡。但那位同仁感覺是面無表情地坐在課堂上，不太和同事互動，就冷冷地坐著，也不會打瞌睡，讓我注意到他的存在。

　　那次接連著上了三天課，最後一堂課，我讓他們玩了精油抓週，為他們簡單做了解釋，大多的護理同仁都玩得很開心。他則留到課程結束時，留在會議室裡等我，問我剛剛抓到了黑胡椒是什麼意思。

　　我問他：「是什麼讓你失去對生活的熱情？黑胡椒的內在充滿對生活的熱情，但是很明顯的是你的熱情與動力不見

了。」

他回我說：「老師，你也知道在臨床久了，你會對這樣的工作性質感到很疲倦，我以前不是這樣的⋯⋯」

我和他說：「你會抽到黑胡椒，就表示你原本是具有這樣的正向特質，或許你所遇到的事情磨耗了熱情。黑胡椒可以喚醒你重新燃起那樣的動力，或許在用油的過程中，可以幫助你找到一些新的方向、新的熱情。」

離開前，我們加了彼此的臉書。

漸漸的，我發現他的臉書愈來愈精彩，臉上的表情笑容愈來愈多。他愛上了登山，和一群同好拍了許多臺灣美麗的山景，配上他自信開心的笑容，讓我不禁佩服他能有這樣的能量，爬上一座一座的高山。

如果現在的你躊躇不前，或許來點黑胡椒精油，它能讓你的平淡生活變得更加美味。

芳香療心室

當你抽到「黑胡椒精油」時⋯⋯

關於自我

在人生的道路上，面對不斷燃燒熱情的自己，請記住不要讓你的火苗過度燃燒，讓自己的生活變得沉重。珍惜每一天，適時地放鬆、為自己的心增添點炭火。不僅能幫助別人，也不會耗盡自己的能量，就能持續在生活中點燃你的小宇宙。

關於關係

每個人活在當下的方法與進度不一樣，有的人只需要小火苗，有的人則需要烈火，適時調整火力的大小，才不會讓彼此都燒傷。

關於困境

當你對生活感到迷惘無力，快要撐不下去了，又不知該如何前進時，黑胡椒精油溫暖的特質，能放鬆身心，讓我們更容易接受新事物，不再被既有的思維束縛。

黑胡椒就像一支溫暖的小火把，持續給予你支持與鼓勵，讓我們更有勇氣去面對困難和挑戰，開啟一條全新的熱情之路。

4
即使不起眼也能展現美好

檸檬香茅喜歡溫暖、潮濕和陽光充足的環境，具有旺盛的生命力。印度的傳統醫學阿育吠陀經將檸檬香茅視為治療百病的藥用植物；中草藥將其性味功能歸為辛、溫，具有祛風除濕，消腫止痛之用。

檸檬香茅的應用非常廣泛，除了常用以驅除蚊蟲，在香水、化妝品、軟性飲料、香皂、清潔劑、烹飪等也都聞得到它的氣味。

民國四〇至五〇年代，臺灣曾經大面積栽種檸檬香茅並提煉香茅油，後來因化學合成的技術成熟，天然香茅油不敵化學合成香料，所以就減少了檸檬香茅的種植。檸檬香茅的氣味對於臺灣的孩子來說，也是能喚起成長記憶的熟悉氣味。

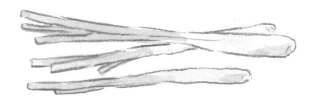

檸檬香茅

學名	*Cymbopogon citratus*
基礎性格	鼓舞、開朗、溫暖
用以激發正面特質	勇氣、活力、自信、歡樂
用以平衡負面特質	感情用事、物慾失衡、迷失、狹隘

Lemongrass

275

人格側寫

　　檸檬香茅的外表就像雜草一樣，多數的人不會注意到它的存在，擁有檸檬香茅特質的人容易妄自菲薄，對自己比較沒有自信。但是，如果他們建立起信心、懂得自我價值，你可以從他們身上看見無限的可能，即使不是最顯眼的那個，也清楚知道自己的能力與優點。

　　他們會努力地在自己的優勢上綻放自己，也有如野草般的生命力，遇到困難時，能展現愈挫愈勇的能量，當然，他們有多數香料類的特質，只有工作的成就還不夠，如同檸檬香茅奔放不羈的氣味，他們喜歡有趣、享樂的生活，對自己的人生可是不會設限的。

　　在漫威系列其中的一位「小」英雄——蟻人，不像同系列英雄有令人驚豔的能力，鋼鐵人穿上鎧甲後可以飛天遁地；雷神索爾本身就是神；浩克有巨大的力量；美國隊長在人類中也是屬於高大威猛的超級戰士。

　　蟻人好像就只有將身體縮小的能力，但是，他把身體縮小後，達成了許多不可能的任務，讓你懂得微小也是一種強大的能量。如果你一直覺得自己就像一顆沒什麼力量的小螺絲，檸檬香茅可以讓你認清自己是一組機械中不可或缺的一員，更能激勵你超越對自我的限制，發掘自己更多的可能性。

Story of
Lemongrass

　　有多少人知道自己真正想要什麼？知道自己最適合什麼嗎？

　　不斷找尋人生存在的意義，我想這是一輩子的課題，因為不同的時期，我們想要的與適合的都不一樣。只是，不少人一直找不到答案，日復一日、渾渾噩噩的，就只是在過日子而已。

　　我曾經認識一位朋友，他換過幾個工作，在工作上一直很不上心。

　　他時常跟我抱怨，他的工作就只是一份工作，因為家中長輩都認為去找一間有聽過的公司，做穩定的工作比較好。

　　他總是跟我說：「我就不適合這些行政類的工作啊！」

　　我也時常提醒他：「畢竟你領人家薪水，基本該做的事還是要做好，下班時間去做喜歡的事很好，但是工作上還是要做到。」

　　直到他的工作和私人興趣大大失衡，在工作上承受非常大

的責難，也陷入憂鬱和痛苦，他抽到了檸檬香茅。

　　我和他說：「不要讓世俗的想法影響了自己發展的限制，如果你的興趣有辦法變成養活你的工作，為什麼不去試呢？長輩都是擔心你的生計，並不是非得要你做哪類的工作。他們知道的可能是比較安全的做法，但如果你有更好的發展，他們也不會阻止你吧！」

　　漸漸地，我看到他的興趣發揮得愈來愈好，最後離開了多數人覺得安全的工作，投入藝術領域。現在看到他，散發出自信和開心的神采，也比以前有更好的發展。

　　當你覺得自己渺小無能時，檸檬香茅可以重新讓你停滯的身心重新流動，燃起對自我價值的自信，衝破你對於自己、對生命的限制。

芳香療心室

當你抽到「檸檬香茅精油」時……

關於自我

每個生命都有其美好的價值，別覺得自己不重要，我們都有存在的價值與力量，別妄自菲薄而限制自己無限的可能。

關於關係

關係應該是互相平等的，有時你可能會因為缺乏自信，而給他人許多限制，也可能會討好別人。請記住，要先懂得自己的好、愛自己，才能更好的愛別人。

關於困境

當遇到困難時，內在老是出現「我做不到」，怎麼也提不起勇氣時，檸檬香茅讓你發揮如雜草般堅韌的生命力與能量，幫助我們衝破生活中所面臨的難關。

5

打不倒的勇氣

神聖羅勒對於臺灣人來說不是那麼熟悉，但另一個名稱「打拋葉」，大家一定都有聽過。過去臺灣人以為打拋豬裡頭使用的是常見的「九層塔」。事實上打拋葉使用的是神聖羅勒，與臺灣常用來做三杯雞的九層塔不太一樣。

神聖羅勒是在印度教的信仰文化以及尼泊爾都被恭奉為「聖草」。對於印度教來說，神聖羅勒是吉祥天女的化身之一，在家中的庭院裡種植神聖羅勒可以驅魔辟邪，在印度教的傳統葬禮則用來為往生者祈禱安息。

神聖羅勒也是對身體有諸多幫助的藥草植物，用神聖羅勒製作成藥草茶「塔爾西茶」，就是英文名「Tulsi」的音譯。

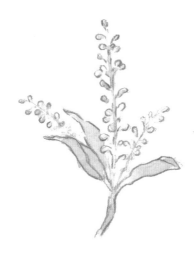

神聖羅勒

學名	*Ocimum sanctum*
基礎性格	追求夢想、自我認同、勇氣
用以激發正面特質	自信、有行動力、積極、堅強
用以平衡負面特質	失去方向、過度狂熱、急躁、身心俱疲

Holy Basil

人格側寫

神聖羅勒有鋼鐵般的意志與熱情，如果一旦他槓上了，要有心理準備，這將會是一場很長的鬥爭。

多數的神聖羅勒外表冷靜，但內心相當澎湃，有時會給人一點距離感。他們是相當有正義感的人，會保護自己看重的人，有超強的耐力、意志力和堅強的個性，他們很清楚知道自己要什麼，也會願意付出很多去獲得想要的人、事、物，對於生活品質相當重視。他們有股特別的魅力，不管在職場或人際上都是有所幫助。

失衡時，為了達成目的可能會不擇手段，也可能會因此傷害到自己或別人。神聖羅勒除了可以守護耗損的身心，安定受傷的心神，溫暖卻強而有力的能量，可為我們打造一個堅強的堡壘，安心地修復自己。

還記得《後宮甄嬛傳》中的主角甄嬛嗎？對我來說像極了神聖羅勒。她曾為了與皇帝的愛情奮戰過，後來知道自己只是已故純元皇后的替身，便收起了愛情。直到遇到另一段愛情，為了保護自己與身旁的人，她不顧一切的與他人鬥爭。

在後期，孫儷飾演的甄嬛神情淡漠，但雙眼堅毅、炯炯有神，為了要在這偌大的後宮生存下去，用盡心機智慧，一步一步的往前走。雖然最後她登上位高權重的太后之位，但到最後一幕她卻說了：「本宮乏了。」可見她一直以來的堅強，也讓自己身心俱疲。

如果你還在持續奮鬥的路上，希望有股能量能支撐著你時，神聖羅勒會是很好的選擇。

Story of
Holy Basil

　　我算是在一個幸福家庭生長的孩子，當我漸漸長大，遇到了許許多多的人，才發現其實有許多人的生活不是這麼容易。

　　我有一位朋友，是家中的長女，因為從小單親，為了分擔家計，很早就出社會工作。她沒有太多怨言，一邊工作、一邊念書，讓家人不需要擔心這麼多。可惜，媽媽與妹妹一直覺得她做得不夠好，直到現在她結婚，也有了兩個孩子，原生家庭給她的壓力從沒斷過。婆婆其實也不是很諒解他，因為覺得嫁人了，要以先生和小孩為重。

　　在雙重的壓力下，她還是很努力的工作、生活，扮演好媽媽與妻子的角色。每次見到她時，我都可以感覺到她很辛苦、很累，但是眼神又透露著一股堅強意志。

　　有時受不了時，她也會跟我訴苦、抱怨，不過，最後她總會告訴我說，「這是老天爺出的人生功課，我就是做完就對了。」

　　有次約見面前，她說身體痠痛得很厲害，於是我帶了神聖

羅勒送給她。

　　當她打開了神聖羅勒，一聞到味道，她便說：「這味道好舒服、好溫暖喔！」

　　我跟她說：「你還真不對命運低頭耶！」

　　她說：「幹麼低頭？既然來了，我也撐得住，就把功課修完吧！」

　　「送你這罐精油還真的送對了，幫你舒緩痠痛，又能幫你繼續奮戰下去耶，不過身體還是要顧啦！」我笑著說。

　　兩個女人就這樣繼續嘰嘰喳喳地聊下去了。

芳香療心室

當你抽到「神聖羅勒精油」時……

關於自我

很清楚自己想要什麼的自己，有時還是會被那個「想要」的想法或慾望牽絆，變得過度執著或固執。或許你的能力做得到，但還是要注意追求夢想的過程中，不要讓自己力氣消耗殆盡，要持續人生的道路，還是要有足夠的能量與健康，才能達能理想。

關於關係

你們是敢愛敢恨的一群人，愛的時候會用盡全力愛，恨的時候也會用盡全力恨，在面對這樣的議題時，還是要學習如何健康地處理強烈的感情變動。

關於困境

當你發現自己的身心已經很虛弱了，或許有時可以調整一下節奏，不要過度勉強自己。但如果你需要一股力量，支持你繼續往前時，神聖羅勒就像一個強而有力的守護者，保護和激勵衰弱的神經和意志，讓你有能力繼續走下去。

SEED

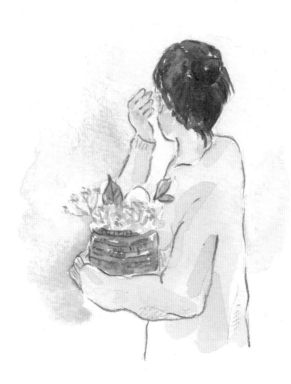

種子

深藏於泥土，卻孕育了整個生命

如果說人體有精密的設計，植物也有他精巧的設計，種子蘊藏植物生命的起源，應該是地球上最依循大自然法則生存的生物。

小小的種子可藉由風力、自力、水力以及動物傳播，將它們帶到適合的地方等待發芽。春天時陽氣升發，大地回春，萬物欣欣向榮，在陽光、空氣、水的滋養下，許多種子在這個季節破殼而出，往地底扎根、向天空拓展。經過時間的洗禮，可能長成一棵高聳的大樹，或開出美麗芬芳的花朵，當然也可能結出甜美的果實，從最小到無限大，只要用心培養照顧，生命就可能長成不同美麗的姿態。

1

感到知足

有著臺灣人熟悉「八角」味的甜茴香，和用來滷肉的八角茴香是親戚。
甜茴香是歐洲很常見的野生藥草，古希臘時代，人們會把新鮮的甜茴香
編織進給運動員加冕用的桂冠裡，具有象徵耐力與勇氣的意涵。

被認為是古老的藥用植物之一，在記載中提到甜茴香可以解酒精中毒，
降低關節發炎，幫助產後婦女通乳。

伊斯蘭教的齋戒月中，信眾會咀嚼甜茴香種子防止飢餓難耐。有研究發
現，甜茴香會影響下視丘的攝食與厭食中樞，讓人有飽足感，可抑制食
慾。

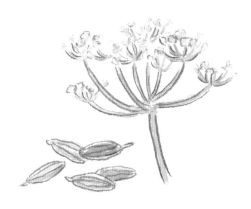

甜茴香

學名	*Foeniculum vulgare*
基礎性格	有行動力、堅強、有想法
用以激發正面特質	沉穩、耐力、有決心、滿足
用以平衡負面特質	失望、自憐、沉溺、冷漠

Fennel Sweet

人格側寫

　　同時具有種子與香料特質的甜茴香，相較於其他的香料性格的人多了一點穩定感。他們不是來去一陣風的類型，面對自己想要的東西，會慢慢計畫，發揮耐心一步一步達成。當自己有不足之處時，他們會想辦法讓自己能夠更好，即使達成的都是一些小小的事情，也很知足。一點一滴的累積，小小的種子總有一天也會成長茁壯。

　　雖然他們可以把做事情的步調放慢，但腦中的想法是非常活躍的，有時他們大大小小的待辦事項或心願清單已經一長串了，想法可能還是停不下來。這些待辦事項會讓他們東忙西忙，就像個無頭蒼蠅一樣，當他們完成了這些事，可能都還不知道到底為什麼而忙。甜茴香精油能幫助我們放下不必要的執著，重新穩定下來，放慢腳步重整目標與方向，對於生活的小事也能重新感到滿足。

　　你聽過五月天的〈最重要的小事〉嗎？我每次聽到這首歌都覺得好溫暖、好有力量。或許歌詞中是為了另一半，但若把這個他人變成孩子、變成自己，我覺得一樣重要與美好。

　　生活中有太多紛亂的事，也會有很多自己想要的事，除了努力向前走，抓住這些理想，如果內心能時時感受到滿足，即使面對這些辛苦，我們也能時時感受到生命中的幸福。

Story of
Fennel Sweet

　　有一陣子我常接觸一些罕病團體，印象很深刻的是曾經為一群患有魚鱗癬（又稱紅孩兒）的家屬與患者帶領芳療課程。

　　過去我只在教科書上看過這樣的疾病，在那天，我見到了十多位輕到重症的患者，他們的皮膚就像嚴重燒燙傷，皮膚薄到發亮、不斷脫皮，有些連五官看起來也與一般人不太一樣。

　　身為護理人員的我，看到他們真實站在我面前，內心仍感到震撼。心想，這樣的皮膚不知道會有多不舒服，父母要照顧這樣的孩子，不知要花多少心力。面對多數人的眼光時，孩子會受傷，而父母的心理也需要夠強大。

　　那天，我盡我所能地教導這些父母，怎麼運用精油、植物油照顧皮膚與關節，以及家長如何自我照顧。課程結束後，許多父母還有問題想詢問，留在現場交流的時間也比平常久。

　　其中有位媽媽對芳療相當感興趣，我讓她抽了一支精油，她抽到了甜茴香，我問她現在有工作嗎？她說：「自從孩子出生後，確定他的身體狀況，我就專職照顧小孩了。」

我說：「甜茴香是很有計畫和目標，也會朝著自己的理想實踐，在實現的過程中會忙得很快樂。負面的狀況，有可能會忙過頭，導致對於現在的狀況感到很無力。但甜茴香可以讓人懂得知足，也可以幫忙失去能量的人重新增添活力。」

她聽完後跟我說：「很喜歡原本的工作，也有很好的機會晉升，但是我覺得我要取捨，雖然曾經很痛苦，但一路走來，家人給了很多支持。協會的病友和家長也都很幫助彼此，現在也會去幫忙新手爸媽，孩子的問題會一直來，我也只能一直努力想辦法。不過，相較於一些家裡無力支持，我覺得孩子的到來，讓我人生雖然有失去，但也得到很多。」

過程中，我看到她的孩子熱情的滿場跑，也會跑來和媽媽撒嬌一下。她就像一般媽媽一樣叮嚀孩子，露出溫暖的笑臉，我可以感受到她全身充滿的能量與勇氣。

最後我跟她說：「能量低落的時候，甜茴香可以幫助你，維持正向的能量，希望精油能幫忙你和你們一家人。」

「會的，老師，這次有機會聽到這個很有幫助。」她說。

離開時，我的心暖暖地、很有力量，看到人生的辛苦，也看到人的堅強，還有在逆境中仍能找到知足的感動。

芳香療心室

當你抽到「甜茴香精油」時……

關於自我

保持開放的心，可以讓生命能有不同的遇見。

讓你內心維持熱情，充滿能量，享受完成目標任務的喜樂，就能時時感到滿足。

關於關係

每個人都走在自己人生的道路上，可以活出屬於自己的精彩，適度的給愛、給建議，而非活成你想像中的樣子。

關於困境

當你在實踐生命中的理想時，因現實狀況而受到阻礙，或是沒有目標的虛耗自己時。甜茴香能拋開阻礙你向前的散漫思想，覺察內心的創造力，讓你持續充實自己，直到展露自己的價值。

2
堅持信念

人們最初種植胡蘿蔔時，是為了芳香的葉子和種子，而不是現在常吃的根莖。當時，人們會飲用胡蘿蔔籽茶飲，據說具有利尿、化腎結石、緩解脹氣、改善消化不良的功效。

胡蘿蔔籽的發芽並不簡單，需要鬆軟的土，以及適當的間距，才能讓胡蘿蔔順利成長，給予適當的空間生長，才不會揠苗助長。

一般繖型科的花序就像一把撐開的大傘，胡蘿蔔比較特別一些，因為還沒有完全開花時，花序會往圓心集中靠攏，像個大碗，感覺有種凝聚力。早期被發現的胡蘿蔔和我們現在常吃蘿蔔顏色不同，根是紫色的，有些資料說到胡蘿蔔油用於皮膚，可能會色素沉澱。其實這是指胡蘿蔔根的浸泡油，因為含有 β 胡蘿蔔素，但胡蘿蔔籽精油中並無 β 胡蘿蔔素，使用上可以放心。

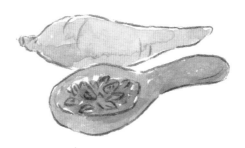

胡蘿蔔籽

學名	*Daucus carota*
基礎性格	愉快、腳踏實地、細膩
用以激發正面特質	踏實、敏銳、溫和、不疾不徐
用以平衡負面特質	身心虛弱、過度敏感、壓抑、自責

Carrot Seed

人格側寫

胡蘿蔔最常使用的部位是胖胖的地下根,是常出現在桌上的佳餚,胡蘿蔔籽對大家來說很陌生。有學生問我,「胡蘿蔔籽是在哪兒啊?是在我們吃的胡蘿蔔裡面嗎?」「是花謝了會結粒啦!」

可見這小小的種子真的很不起眼,不過他們不覺得自己哪裡不好,雖然知道有的人不喜歡他,但也知道有許多人愛他。胡蘿蔔籽特質的人對周圍的反應感受很細膩敏銳,因此能在群體間成為具有影響力的人。

他們與人的相處有自己明確的界線,因為知道要讓自己成長,需要有足夠的空間與養分,假以時日就能發芽,成為具經濟價值的作物。

當胡蘿蔔籽過度敏感時,可能會對周圍的負面能量或聲音反應過度,導致自我懷疑,失去信心。此時,胡蘿蔔籽精油能提供良好的保護力,讓自己不對周圍的能量受到影響,並懂得欣賞生命中美好的事物。

有一本出版於 1954 年的兒童繪本《胡蘿蔔種子》,描述一個小男孩種下一顆胡蘿蔔種子,等待發芽的故事。種下這顆小種子時,他的父母和哥哥都一直告訴他說,這顆種子不會發芽,但他還是持續照顧著。有一天,小小的種子真的發芽,還長得比一般的胡蘿蔔都還巨大。

這個可愛的故事主旨是「堅持信念」,生活中有時會有許多聲音影響我們,打擊對自我的信心。或許別人的提醒是善意的,但嘗試本身就是一個學習的過程,也是每個人的權利。我們內心就像小男孩,有顆充滿夢想的小種子,帶著信心和勇氣去照顧它,相信慢慢施肥、澆水,總會長出人生不同的精彩。

Story of
Carrot Seed

　　學芳療的人以社會人士居多，畢竟這不是學制內的課程，多數人是進修或為了興趣而來的，偶爾才會遇到大學生。有次班上出現了久違的剛畢業的大學生，念的醫療專業科系。

　　上課時，他總是非常地認真，我真的很少看到這麼認真的年輕人。上到抓週課時，他抽到了胡蘿蔔籽，因為不是很理解為什麼會抽到這支精油，因此他約了時間和我聊。

　　一坐下來，他就說，自己一直以來都是很容易焦慮的人。

　　我問他：「有想過為什麼焦慮嗎？」

　　他說：「就是沒什麼自信，擔心自己做得不夠好。」

　　我才知道除了有些自我期許外，過去在專業領域實習時，他遇到不少病患的問題，但卻無法透過專業完全幫助他們。他一直想著還能為他們做什麼、有什麼辦法可以讓病患更舒服一些，所以他才會來學芳療。

　　在學芳療的過程中，我常告訴他們在用精油時，除了感受身體的變化，也要注意心理的感受，他才正視到自己的焦慮。

我說：「其實面對自己，要先認同自己的美好。助人者的工作沒辦法百分之百幫助到每一個人，但可以盡我們所能。你現在還很年輕，就像顆小種子，不斷為自己施肥澆水，總有一天會成長茁壯，到時你一定能成為很棒的醫療人員。」

他聽完我的解釋後說：「這正是這幾年一直困擾我的問題，聽完老師的說明後，我可以更放心、更有方向的往前走了。」

如果你為自己的不足感到焦慮時，胡蘿蔔籽能給予你信心與耐心，那個小小的種子也會有發芽成長的那一天。

芳香療心室

當你抽到「胡蘿蔔籽精油」時……

關於自我

氣味相當獨特的胡蘿蔔籽，就如同每個人都會有自己獨特的地方，讓你能懂得欣賞自己的獨特，即使我們只是顆小小的種子，只要保持信心，努力學習，不要用框架讓自己設限，你也能長成自己想要的美好。

關於關係

當你覺得自己很渺小的時候，誰稱讚你都沒有用；當你肯定自己的時候，誰攻擊你也不會害怕。每個人都有自己的步調，即使慢也會有長大的一天，一定會有人喜歡並認同這樣的你。

關於困境

面對困難或是環境中的框架，讓你無法擺脫控制或壓抑，有時可以換個角度去想、去做。可以考慮換個環境，但也可以繼續待在裡面，但要想辦法讓你茁壯，或許有一天你就會突破框架，長出新的自己。

3

點燃生命精彩

十七世紀時的歐洲非常流行香料，尤其是肉豆蔻，一直是他們夢寐以求的，常使用在肉類、烘焙、飲品等烹飪用途的肉豆蔻，當時總供不應求。除了肉豆蔻獨特的香味，也具藥用價值。

明朝的《本草經疏》有提到：「肉豆蔻辛味能散能消，溫氣能和中通暢，其氣芬芳，香氣先入脾，脾主消化，溫和而辛香，故開胃，胃喜暖故也。」

在歐洲，肉豆蔻也被用來抵禦瘟疫，大量使用下有麻醉迷幻的效果，小量服用還可助眠。大航海時代後，荷蘭與英國各成立了東印度公司，為了爭奪肉豆蔻等香料，獲取巨大的利益，雙方持續了好一段時間的戰爭，造成許多的死傷。

最後荷蘭雖然壟斷了肉豆蔻市場持續近一百年，不過法國人和英國人後來成功從香料群島（印尼和馬來半島一帶），偷運肉豆蔻幼苗種植，從此肉豆蔻不再稀有。

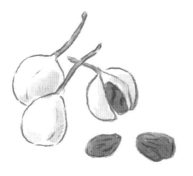

肉豆蔻

學名	*Myristica fragrans*
基礎性格	歡樂、熱情、行動力
用以激發正面特質	創意、活力充沛、外向、率真
用以平衡負面特質	枯竭、失去熱情、失去方向、封閉

Nutmeg

人格側寫

　　肉豆蔻的人具有一種很特別的魅力，時而熱力四射，時而慵懶。

　　他們很清楚什麼時間該做什麼事，對於生活總是有著許多的想法與熱情，而且不害怕挑戰。面對生活中不同的難關，他們能抱持著關關難過關關過的打怪精神，為自己的生活創造出許多精彩。

　　他們也熱愛接觸與學習新事物，除了自己的正職之外，可能還會斜槓做許多其他的事情，而且做得有聲有色的。從他們身上，可以感受到面對生命源源不絕的熱情；但當他們失衡或是面對重大挫敗時，可能會對自我產生負面的評價，也可能會緊緊抓著現在所擁有的，對身旁的人產生極大的壓力。

　　目前在世界女子快艇衝浪排名第一的 Kimberly（陳美彤），有著許多的身分。除了是一家集團副董事長，也是兩個孩子的媽。三十五歲才開始學習滑水，到了四十歲成為了快艇衝浪國手，還成為世界第一，在全世界被疫情籠罩下寫出一本書，並考取 ACE 美國運動委員會認證健身教練等多張證照。

　　看過她的專訪，會發現她也有著辛苦的一面，過去的她缺乏自信，認為自己不夠好、不夠優秀。為人母後，面對一個孩子的叛逆，與另一個孩子的妥瑞氏症問題，讓她操碎了心。直到她找到了信仰與人生的方向，開始用正向的態度面對生命，重新活出嶄新的生活與熱情。看到她運動時露出的笑容，就能知道她已活出了屬於自己生命的魅力。

　　肉豆蔻可以在你筋疲力盡時，重新注入溫暖力量，點燃心中的火炬，幫助你突破現有的困境，克服生命中的難關。

Story of
Nutmeg

　　課堂上來了一位很獨特的同學，讓我忍不住多看了幾眼。課堂還沒開始前，她在座位上打瞌睡，但開始上課時，眼神馬上活了過來。

　　自我介紹時，她不避諱地說，自己是單親媽媽，孩子有點過動的狀況，需要花時間照顧，離婚後為了多賺點錢，下班後會帶孩子做些甜點增加收入，會來上芳療課，是想幫孩子舒緩情緒和幫助睡眠。我很意外第一次上課，她就坦然和大家說明這些事情。

　　第一堂課要結束前，學員需要調一罐油回去使用，她跑來問我，容易痠痛和手腳冰冷可以用哪些油。我點到了肉豆蔻，聞到了肉豆蔻後，她說好喜歡這個味道。

　　我說：「這個就調在你用的配方中。」也告訴她處理孩子狀況的其他精油配方。一周後，她分享為自己調的配方，她說用了之後，覺得肩頸緊繃有比較放鬆，用完精油沒多久，身體會有溫熱的感覺，精神好像也比較好。

調給小孩的油則花了點時間適應，三周後，她很開心地說小孩現在會想用精油了，用完油後情緒也穩定很多，對於生活變動反應也小了些。現在她也幫身旁有同樣狀況的朋友調配精油，做一些精油膏，大家都說滿好用的。

　　我看見在疲憊的身體下，她眼神閃閃發光，也感受到她如同肉豆蔻精油一樣，充滿對生命的熱情，活出屬於她的精彩。

芳香療心室

當你抽到「肉豆蔻精油」時……

關於自我

有時活得太小心翼翼，反而會無法活出最美好的自己，有時讓自己出走，或許你會看見不同的自己。

關於關係

人與人之間需要適當的空間與距離，有時太過，會讓人感到壓力，要學會觀察對方是否能承接你的熱情。

關於困境

或許你背負著許多的壓力，已經讓你無力再向前行，肉豆蔻溫暖及香甜正可以補充身體及心靈的寒冷，讓卸下你肩上的重擔，激勵你的熱情，讓你的生命再次充滿熱情。

4

平凡也是不平凡

在臺灣的菜市場裡，新鮮「茴香」（Fennel）其實大多都是蒔蘿（Dill），一般蒔蘿會吃嫩葉，茴香會吃球莖，所以大家常吃到的茴香烘蛋和茴香水餃其實都是蒔蘿。

蒔蘿籽（Dill Seed）的「Dill」，來北日耳曼語的「dilla」，意指「鎮定或安撫」的意思。據說從前會讓啼哭不停的嬰兒服用蒔蘿水來舒緩不適。有趣的是，蒔蘿同時也具有袪除邪惡，招來愛情的能量。

中世紀人們會在門口或窗上掛蒔蘿來驅除惡靈，另一方面，女孩或男孩有了意中人時，會設法偷偷將蒔蘿塞入對方的口袋，以祈求兩人能幸福相愛。也有些地區的新娘會用蒔蘿裝飾衣服，藉以祈求婚姻幸福。

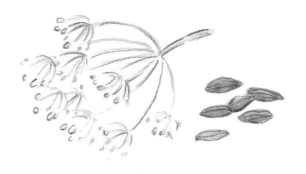

蒔蘿籽

學名	*Anethum graveolens*
基礎性格	溫和、自我肯定、平易近人
用以激發正面特質	平靜、自覺、兼容並蓄、纖細
用以平衡負面特質	多愁善感、心力交瘁、迷失自我、封閉

Dill Seed

人格側寫

性格溫柔平靜的蒔蘿籽，因為生性比較安靜，在人群中常被忽略，即使這樣也不會勉強一定要配合大家，或表現得多活躍。

他們不急著要快點長大，或向別人證明自己，因為他們清楚即使平凡，也有自己的價值。與其花這麼多時間和精力獲得別人的認可，不如靜下來好好做自己喜歡的事情，好好感受他人和自己的存在。他們是很敏銳的人，安靜可以讓他們觀察到許多不同的人、事、物，從中學習，也可以幫助自己向內探尋。

細膩的蒔蘿籽有時還是會陷入想太多的境界，因為接收到太多的聲音而突然找不到自己。這時蒔蘿籽精油可以幫助放鬆，清除內心的幽暗，重新感受真實的自我。

第一位獲得奧斯卡最佳導演獎的華人導演李安，外表看起來溫文儒雅、謙和有禮。我在專訪中看到他笑稱自己從小到大很乖、很聽話，想做點壞事都不敢，甚至在電影裡也是如此，想做點壞事，最後也要說出個道理，電影的出發點也是在討論人性，要仁慈，不會不顧情面。

在競爭壓力很大的好萊塢拍電影，會遇到許多困難，但對李安來說，導演是全天下最簡單的工作，他說：「對我來說，因為別的事都太困難了。」一心一意做自己最擅長的事，「即使環境不順利，挫折與壓力也能成為日後的養分。」就這樣一點一滴的學習。

蒔蘿籽能在你需要時，讓你了解即使平凡，只要點滴積累也能變成不平凡。

Story of
Dill Seed

　　有一位學員的孩子從小消化就很差，來學芳療主要就是為了孩子。看得出來她非常愛孩子也很用心，我每次都說：「相較於你，我都覺得自己好像很不盡責。」

　　有次，上完抓週課之後，她問我小孩也可以抽精油嗎？我說：「當然可以啊，如果不知道什麼意思再來問我。」隔了幾天，她說孩子抽到蒔蘿籽，可以用嗎？

　　我說：「蒔蘿籽可能劑量要放很低，如果家裡有蒔蘿，不是籽萃取的安全性比較高。」

　　她說：「抓到的都是對消化很好的精油耶，剛好可以幫助他。」

　　我說：「有沒有想過消化差，除了體質，會不會是壓力太大？」

　　她不以為然地說：「才大班，哪有什麼壓力啊！我都弄好好的，只要按我的方法去做，就什麼都不用擔心啦！」

　　但會不會就是原因呢？會不會他可能不想這麼做，但被大

人逼著要他這麼做。小孩的個性如果是比較逆來順受的，其實這就是一種壓力。

個性溫和蒔蘿籽有時不太會主動爭取自己要的，有時這樣會抑制他們多元發展的機會，其實給予他們空間，他們是很有想法的人。

或許他們還小需要很多的照顧，但如果在可能的範圍，有時多讓他們試試自己想做的，可能你會發現，原來自己的孩子有這麼多不同的想法，也能做得很好。

芳香療心室

當你抽到「蒔蘿籽精油」時……

關於自我

路需要一步步去走，能力需要一點點提升，只要維持自己的步伐，不必傲慢，更不必自卑，遵循自己的內心，你也會走到自我成就的那一天。

關於關係

勇於表達是件好事，至少能表現自己的價值，讓對方知道自己的想法，才有機會改變現狀，學會為自己好好的發聲，並不會讓你變成壞人。

關於困境

當你接受太多負面的能量時，可能會退縮或迷失自我，蒔蘿籽精油可以幫助人放鬆並且緩解憂鬱。讓人感覺到快樂，找到肯定自我的力量，即使平凡，也有人生的意義與精彩。

5

懂得欣賞不同的自己

芫荽在臺灣被稱為香菜，香不香因人而異，芫荽在希臘語為「koris」，
是「臭蟲」的意思，就是在形容其強烈的味道。在臺灣、東南亞較常使
用芫荽的葉子在料理上，而中東、印度、南美則常將種籽磨成粉，做為
香料使用。

人類使用芫荽的歷史非常悠久，古埃及藥典《埃伯斯紙草書》將芫荽視
為萬能止痛劑，在《一千零一夜》的故事中則是一種春藥，中世紀歐洲
人在釀造啤酒或烹調肉類時會添加芫荽，有增加風味和防腐的作用。李
時珍在《本草綱目》中也說：「胡荽辛溫香竄，內通心脾，外達四肢，
能辟一切不正之氣」。

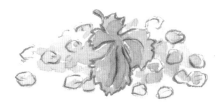

芫荽籽

學名	*Coriandrum sativum*
基礎性格	活躍、個人魅力、灑脫
用以激發正面特質	自在、自信、活在當下、放鬆
用以平衡負面特質	壓抑、過度理性、脆弱、敏感

Coriander
Seed

人格側寫

　　自在的芫荽籽很知道自己的優缺點，人不是完美的，但總是會有人喜歡他、欣賞他，自帶一種灑脫的魅力。他們是一群勇於追求自己喜愛事物的人，不管是對人、對事、對物，感覺對了，隨時都可以出發。

　　像是出遊前要不要安排好行程呢？對他們來說，有個大方向就好，到那邊想吃什麼就吃什麼，沒位置就換一家，迷路也有迷路的樂趣啊！不用這麼多的安排和規矩。有時他們也因為太過於自在、沒想太多，以致於出差錯，讓自己受責難或因此而懊惱。

　　當人總是很用感覺做事時，就要喚醒自己的理性，有時一切都太理性時，也要找回來一些感性。芫荽籽的內通心脾之效，可以幫助我們平衡失衡身心，鬆開內心的壓抑，重新讓身心流動。

　　我看過歌手青峰的專訪，他說到：「我沒有夢想，我是一個活在今天的人。」我被這段話深深吸引。

　　仔細閱讀才發現，他從小就知道自己跟大多數人有點不同，比如說聲音有點特別，即使在合唱團裡跟大家有些格格不入，但還是可以找到他的位置；大多數的人可能都抱持人生的夢想或想完成什麼目標，但他只想著完成每一天的事情，把每一天過好並且開心自在。

　　這樣的他創作出非常多有別於主流音樂，屬於青峰的獨特，不管是歌詞或旋律也好，彷彿都能感受到他想傳遞的能量。芫荽籽能帶給你這種「我就是我，不必活成別人喜歡的模樣」的力量。

Story of
Coriander Seed

身旁有一個討厭吃香菜（芫荽）的朋友，當他知道了精油裡有芫荽籽時，他馬上說：「為什麼要出這麼臭的精油。」

我跟他說：「籽的味道不像葉子，還滿好聞的。」接著我把芫荽籽精油湊到他面前要他聞。

他勉為其難的聞了一下，馬上說：「明明就還有香菜的臭味啊！」

這位朋友是一位很嚴謹的人，從我認識他以來，他的生活就很規律，做事情喜歡有規劃，不喜歡不在規劃中的意外，我想應該就是因為這樣，他才不太喜歡芫荽的灑脫隨興。

有一陣子，他跟我要了助眠的精油，因為他有些睡眠上的狀況，我在配方中偷偷加了芫荽籽。

用了一陣子他突然跟我說：「這次的配方除了睡得比較沉一點外，奇怪的是，以前只要在工作上，如果沒有按自己的進度完成的話，就會很煩躁。但最近對於這樣的狀況容忍度好像變大了，只要有在公司規定時間前把事情做好就可以了。」

也因為自己心態鬆了一點，他才發現公司竟然有自組羽球社，他開始參與社團，運動後好像腦袋更清楚、睡得又更好了點，他問我：「到底是精油讓我好睡？還是運動啊？」

　　我說：「可能都有吧！你知道我在裡面有偷加芫荽籽精油嗎？我知道你一定感覺不出來，因為味道被其他精油蓋掉了。不過，主要是想讓你灑脫、放鬆一點，不要有這麼多規矩，沒想到還真的有用。不管是因為精油的效果，還是因為運動幫助你放鬆，總之，對你有幫助，都是好的辦法！」

　　如果你需要解放被束縛的自己，不妨用點芫荽籽來放鬆壓抑的自己，有時過得輕鬆自在點，也會看見不同的自己。

芳香療心室

當你抽到「芫荽籽精油」時……

關於自我

清楚自己知道是什麼模樣，有優點就繼續努力發光，也擁抱自己的不完美。給自己與他人有更多的空間，你就會看見生命無限的寬闊。

關於關係

喜好分明的芫荽籽，有時會覺得大家在跟你作對，其實學會對你不喜歡的人微笑，或是正視對方的優點，不是一種軟弱妥協，而是一種豁達圓融。

關於困境

如果你凡事講究理性，無法放鬆；或太注重身心感覺，用感覺過生活，而導致身心分離的狀況，芫荽能重新喚醒不平衡的神經，恢復感官知覺，找到最真實的自己。

life 05

能量芳療

作　　　者	－	陳育歆
責 任 編 輯	－	鍾宜君
封 面 設 計	－	Rika Su
內 文 設 計	－	Rika Su
插　　　畫	－	Carol Yang 楊林
行 銷 企 劃	－	黃安汝・蔡雨庭
出 版 一 部 總 編 輯	－	紀欣怡

出　　　版	－	境好出版事業有限公司
業　　　務	－	張世明・林踏欣・林坤蓉・王貞玉
國 際 版 權	－	鄒欣穎・施維真・王盈潔
印 務 採 購	－	曾玉霞
會 計 行 政	－	李韶婉・許俶瑀・張婕莛
法 律 顧 問	－	第一國際法律事務所 余淑杏律師
發　　　行	－	采實文化事業股份有限公司
電 子 信 箱	－	acme@acmebook.com.tw
采 實 官 網	－	www.acmebook.com.tw
采 實 臉 書	－	http://www.facebook.com/acmebook01

I S B N	－	978-626-7087-93-0
定　　　價	－	450 元
初 版 一 刷	－	2023 年 4 月
劃 撥 帳 號	－	50148859
劃 撥 戶 名	－	采實文化事業股份有限公司
地　　　址	－	10457 台北市中山區南京東路二段 95 號 9 樓
電　　　話	－	(02)2511-9798
傳　　　真	－	(02)2571-3298

能量芳療/陳育歆作. -- 初版. -- 臺北市：采實文
化事業股份有限公司發行, 2023.04
320 面 ; 23X17 公分. -- (life ; 5)
ISBN 978-626-7087-93-0(平裝)

1.CST: 芳香療法 2.CST: 香精油 3.CST: 人格特質
418.995　　　　　　　　　　112002078

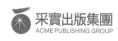

ACME PUBLISHING GROUP　境好出版

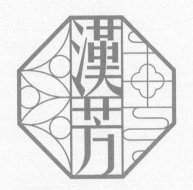

國際漢方芳療學院

International Institute of Chinese
Medicinal Aromatherapy

中草藥精油中醫芳香療法

國際漢方芳療師認證課程

美國NAHA芳療師認證課程

英國IFPA芳療師認證課程

企業教育訓練

台北 | 東京 | 香港 | 澳門 | 新加坡 | 溫哥華

www.yangsenaroma.com

九型人格 能量芳療
讓精油帶你找回自己 入門工作坊

只要是人，不管你人生歷練是多少，多有地位或成就，即使是心理照護專業人員，也是會不斷遇到內心上的課題；希望透過這本書與育歆老師的帶領，能幫助各位在不同角色，不同環境下所遭遇到的問題或挑戰時，能夠客觀地覺察自己的狀態與內心，透過精油的支持與撫慰，讓你更有信心的跨越我們人生不同的關卡。

課程報名連結

台中場	2023/4/11 (二) 15:00-17:00	台中市西區忠誠街109號(隨食。旅人)
高雄場	2023/4/25(二) 15:00-17:00	高雄市苓雅區中正里廣州一街163號 6樓之2(樹。文創空間)
台北場	2023/5/10 (三) 14:00-16:00	台北市中山區中山北路三段49號3樓 (揚生香氣調香室)

課程費用

500元/人
課後可轉
產品購物金
限當天使用